Wie ernähre ich mich bei Krebs?

Was nützt, was nicht –
praktische Hilfen für den Alltag

Zur Autorin:

Dr. Gisela Krause-Fabricius betreibt eine Praxis für ambulante Ernährungstherapie und berät und begleitet seit 20 Jahren Krebspatienten in einer onkologischen Tagesklinik und Praxis. Außerdem ist sie als Fachjournalistin, Buchautorin und Referentin tätig, engagiert sich für die Verbesserung und Sicherung der Qualität von Ernährungsberatung und -therapie und ist Mitgründerin der Qualitätsnetze Quetheb und QUEEN.

2. Auflage, Juni 2014, 8.–13.000 Exemplare

© Verbraucherzentrale NRW e. V., Düsseldorf

ISBN: 978-3-86336-045-0

Printed in Germany

gedruckt auf 100% Recyclingpapier

Inhalt

 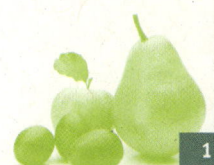

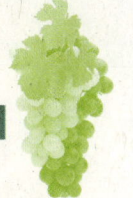

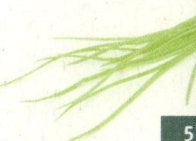

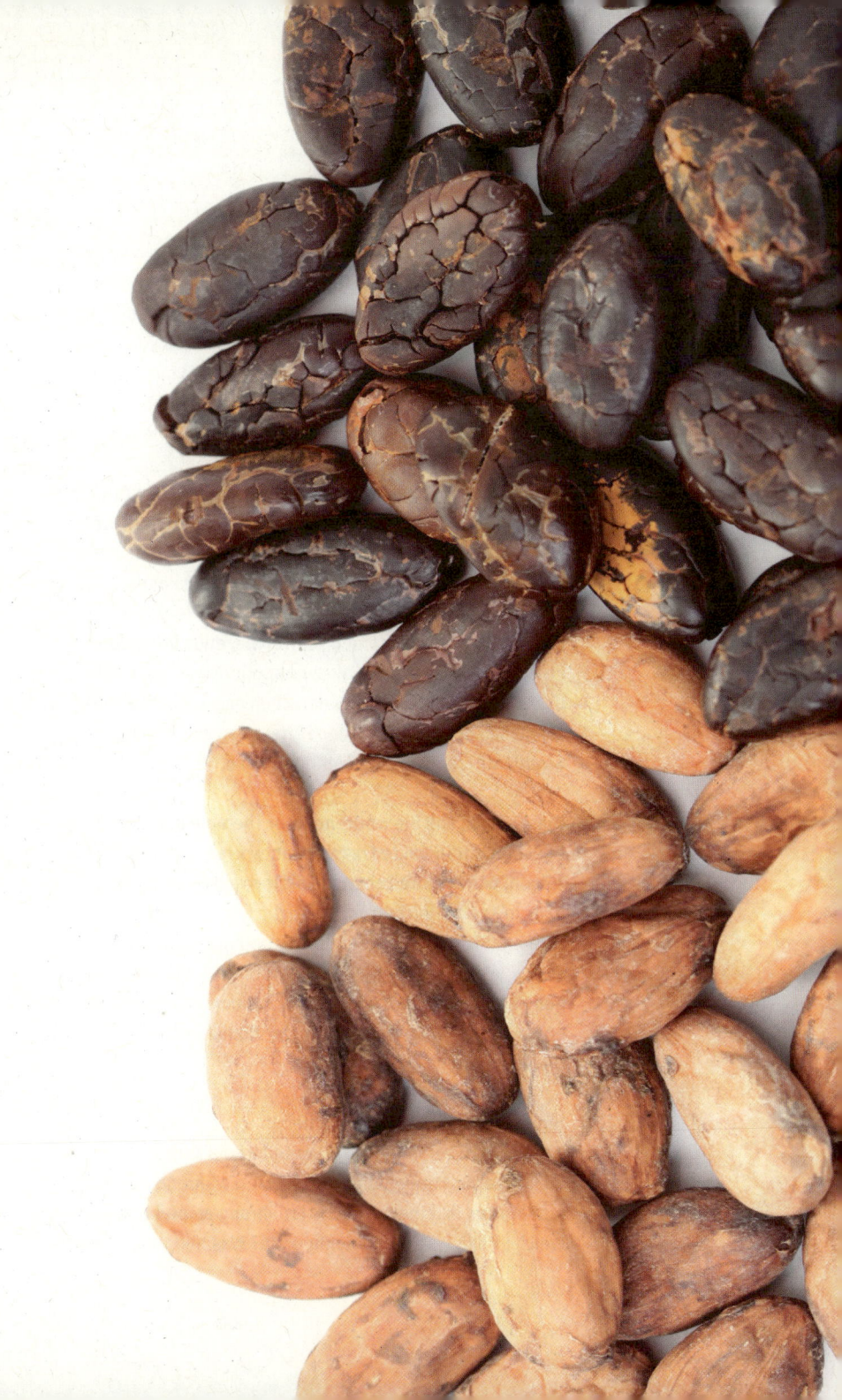

Einleitung

Krebs ist der Oberbegriff für eine Reihe von Krankheiten, bei der sich gesunde Körperzellen so verändert haben, dass sie sich ungehemmt vermehren und ausbreiten können. Die Folge davon können ganz unterschiedliche Symptome und Beschwerden sein, abhängig davon, wo der Tumor auftritt und von welchen Zellen er abstammt.

Viele Tumorkranke leiden unter einem erheblichen Gewichtsverlust, der nicht nur Verlust an Lebensqualität bedeutet, sondern auch bestimmte Körperfunktionen, zum Beispiel das Immunsystem, in Mitleidenschaft ziehen kann.

Die Ursache dafür scheinen schwerwiegende Veränderungen im Stoffwechsel zu sein, die zu Appetitlosigkeit, Übelkeit usw. führen können. Der Widerwillen gegen Essen kann zusätzlich durch verschiedene Therapien wie Chemo- oder Strahlentherapie noch verstärkt werden.

Dieses Buch soll Sie während Ihrer Therapie und Genesung begleiten, drängende Fragen beantworten und Ihnen Wege zeigen, wie Sie Ihre Lebensqualität durch passende Ernährung und Erleichterung im täglichen Leben verbessern können. Sie finden Unterstützung und Hinweise, wie Sie sich in unangenehmen und ungewohnten Situationen selbst helfen und entlasten, wie Sie den Heilungsprozess fördern und mögliche Nebenwirkungen der Krankheit und Therapien lindern können.

Hintergrundinformationen helfen Ihnen, die Zusammenhänge besser zu verstehen: Wie verändert die Krebserkrankung die Körperfunktionen und was passiert während der Therapie? Warum ist eine fettreiche Ernährung empfehlenswert? Welche Rolle spielen Kohlenhydrate? Was hilft nach Operationen? Außerdem werden an entsprechenden Stellen Begriffe und unvermeidliche Fremdwörter, denen Sie während Ihrer Therapien immer wieder begegnen werden, erklärt. Mit diesem Wissen fällt es Ihnen leichter, hilfreiche Ernährungstipps zu verstehen und von wirkungslosen oder gar gefährlichen „Krebsdiäten" zu unterscheiden.

Wie kaum eine andere Krankheit ist Krebs mit Ängsten verbunden. Daher möchte dieser Ratgeber Sie auch ermuntern, Ihre eigenen Bedürfnisse zu erkennen und ernst zu nehmen und, wenn nötig, professionelle Hilfe in Anspruch zu nehmen.

Auch für Ihre Familie und Angehörigen bedeutet die Diagnose Krebs eine große Belastung. Daher richtet sich dieses Buch auch an Ihre Familie und Freunde: Sie erfahren hier, wie Sie die Wünsche und Bedürfnisse besser verstehen und damit den Partner bzw. die Partnerin unterstützen und gemeinsam den Genesungsweg meistern können.

Alle Empfehlungen, die Sie auf den folgenden Seiten finden werden, sind durch langjährige Zusammenarbeit mit Patienten und einem Team von Therapeuten und Ärzten erfahren und erprobt. Die Autorin ist Ernährungswissenschaftlerin und begleitet seit mehr als zwanzig Jahren Krebspatienten.

Trotz der vielen Ratschläge, Tipps und Hilfen, die Ihnen dieses Buch geben kann: Es ersetzt zu keiner Zeit das Gespräch mit Ihrem Arzt oder einem erfahrenen Ernährungstherapeuten, die idealerweise im Team zusammenarbeiten.

Aus Gründen der besseren Lesbarkeit wird auf die gleichzeitige Verwendung männlicher und weiblicher Sprachformen verzichtet. Sämtliche Personenbezeichnungen gelten gleichwohl für beiderlei Geschlecht.

Wegweiser durch das Buch

Dieses Buch ist für Sie, Ihre Familie und Freunde geschrieben. Es beantwortet Ihre Fragen und gibt Ihnen Hilfestellung bei Beschwerden und Problemen beim Essen und Trinken. Aber auch darüber hinaus möchte dieses Handbuch Sie buchstäblich „bei der Hand nehmen" und Ihnen über schwierige Hürden im täglichen Leben hinweghelfen.

Dazu ist das Buch in sieben Kapitel gegliedert, die Sie nacheinander lesen können, oder Sie beginnen gleich mit den praktischen Tipps, die Ihnen ganz gezielt Ihre derzeitige Situation erleichtern können. Später können Sie, wenn Sie mehr wissen wollen, die anderen Kapitel lesen.

Kapitel 1 gibt Ihnen Informationen über die Bedeutung von Essen und Trinken im Allgemeinen, über Nahrungsbestandteile, Verdauung und den Stoffwechsel. Diese grundsätzlichen Hinweise machen Ihnen den Sinn der folgenden Ratschläge und Tipps leichter durchschaubar. Sie können diesen Teil aber auch, wenn Sie drängende Probleme haben, zunächst überspringen und später darauf zurückkommen. Seitenverweise machen Ihnen die Suche nach den einzelnen Fragen leicht.

Im **Kapitel 2** werden die Veränderungen dargestellt, die eine Krebserkrankung in Ihrem Stoffwechsel bewirken kann, und Sie finden die Lebensmittel und deren Inhaltsstoffe, die bei Krebserkrankungen besondere Bedeutung haben, sowie Tipps für die tägliche Zubereitung.

Kapitel 3 beschäftigt sich mit verschiedenen Therapien gegen Krebs.

Kapitel 4 gibt Ihnen Tipps und Ratschläge, wie Sie sich bei unangenehmen Nebenwirkungen und Begleiterscheinungen Ihrer Therapie durch angepasste Ernährung und darüber hinaus helfen können.

Kapitel 5 zeigt Ihnen, was Sie bei Beschwerden nach Operationen beachten sollten.

In **Kapitel 6** erfahren Sie, wie Sie mit der seelischen Belastung durch die Krankheit umgehen und wie Sie Ihre Ängste überwinden können.

Kapitel 7 gibt Ihnen Tipps und Ratschläge, was Sie sonst noch für sich tun können.

Weiterführende praktische Informationen finden Sie im **Anhang:** zum Beispiel Adressen von Organisationen, bei denen Sie weitere Informationen oder Hilfe bekommen, ein Glossar und nützliche Kopiervorlagen.

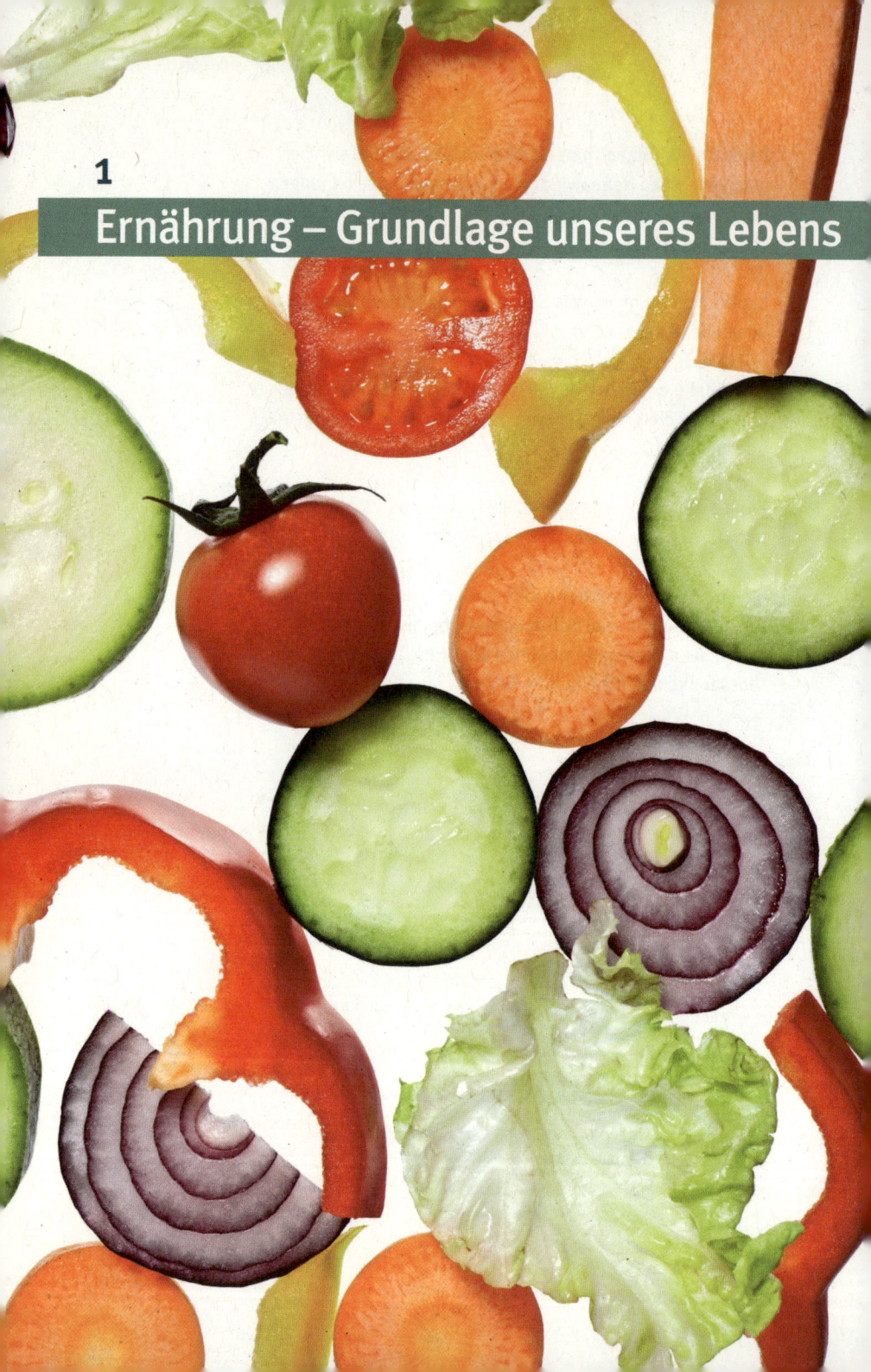

1

Ernährung – Grundlage unseres Lebens

Essen, Trinken, Atmen: Bausteine zum Leben

Nahrung, Wasser und nicht zu vergessen Luft bilden die Grundlage unseres Lebens. Sie ermöglichen, dass wir uns bewegen und denken können, dass unser Herz schlägt, die Körpertemperatur aufrechterhalten wird und sich die Körperzellen immer wieder erneuern.

Lebensmittel benötigt der Mensch also buchstäblich als „Mittel zum Leben". Sie liefern
- **Energie** für alle Stoffwechselvorgänge im Körper und
- **Bausteine,** die für die unvorstellbar vielen Abläufe und Reaktionen, Reparaturen und Auf- und Abbauvorgänge in unserem Körper nötig sind.

Essen und Trinken: verbindende Gemeinsamkeit

Essen und Trinken bedeuten aber nicht nur Nahrungsaufnahme, um die Körperfunktionen aufrechtzuerhalten. Essen ist auch Freude und Genuss, an dem alle Sinne beteiligt sind: der Geschmacks- und Geruchssinn, die Augen, der Tastsinn und sogar das Gehör.

Tipps gegen Appetitlosigkeit finden Sie ab Seite 89

Essen und Trinken sind seit jeher auch mit Geselligkeit und sozialen Kontakten verbunden; die „Kulturgeschichte des

Essens" zeigt, dass „Miteinander-Essen" politische und wirtschaftliche Entscheidungen beeinflusst oder Philosophen zu neuen Gedanken inspiriert hat.

Unterstützung bei seelischen Fragen und Schwierigkeiten finden Sie ab Seite 191

Auch heute stehen der Esstisch und gemeinsames Speisen als wichtiges Sinnbild für Geselligkeit, Verbundenheit, Vertrautheit und Gemeinsamkeit.

Was wir essen: Bestandteile unserer Nahrung

Obst, Gemüse, Fleisch, Fisch, Brot – wie wir unsere Nahrung zusammenstellen und welche Lebensmittel auf den Teller kommen, wird durch den individuellen Geschmack, lieb gewonnene Gewohnheiten, Erziehung und nicht zuletzt durch die Bekömmlichkeit bestimmt.

Welche Nahrungsmittel bei Krebs wichtig sind, lesen Sie ab Seite 33

Es sind die verschiedenen Inhaltsstoffe, die einerseits den Wert eines Lebensmittels und andererseits seine Vorliebe oder Abneigung ausmachen. Sie sind in unterschiedlichen Konzentrationen enthalten, aber kein einziges Lebensmittel allein enthält alle wichtigen Substanzen, die wir benötigen.

Eiweiß, Fett und Kohlenhydrate

Nahezu alle Lebensmittel enthalten Eiweiß, Fett und Kohlenhydrate, jeweils in unterschiedlichen Konzentrationen. Sie liefern Energie, haben jeweils aber auch noch andere, wichtige Funktionen beim Aufbau und im Stoffwechsel (⇢ Seite 18) unseres Körpers zu erfüllen.

Eiweiß ist besonders in Fleisch, Fisch, Eiern und Milchprodukten, aber auch in pflanzlichen Lebensmitteln wie z. B. Hülsenfrüchten enthalten. Die griechische Bezeichnung „Proteine" bedeutet „die Ersten" und zeigt, wie wichtig sie im Stoffwechsel sind: An allen Auf- und Abbauprozessen unseres Körpers wirken Proteine mit, sie sind Bestandteil jeder Zelle und beteiligt am Immunsystem, an der Blutgerinnung, an der Bildung von Enzymen und Hormonen – um nur einige Aufgaben zu nennen.

Eine gute Versorgung ist für Krebskranke besonders wichtig, um den durch die Krankheit geschwächten Körper zu stärken oder die Bildung von Abwehrkräften zu unterstützen.

Fett (ca. 9 kcal/g) liefert etwa doppelt so viel Energie wie Kohlenhydrate oder Eiweiß (jeweils ca. 4 kcal/g) und ist deshalb als „Dickmacher" in zahlreichen Schlankheitsdiäten ziemlich in Verruf geraten – zu Unrecht, wie die moderne Ernährungslehre weiß.

Gerade bei Krebserkrankungen, besonders, wenn Sie unter Appetitlosigkeit (⋯⟩ Seite 89) oder Übelkeit (⋯⟩ Seite 107) leiden, können Sie sich die hohe Energiedichte fettreicher Lebensmittel zunutze machen: Auch mit kleinen Portionen können Sie ausreichend Energie aufnehmen. Darüber hinaus können einige Fette und ihre Bausteine, die Fettsäuren, direkt beim Kampf gegen die Krebszellen helfen (⋯⟩ Seite 34).

Kohlenhydrate findet man in pflanzlichen Lebensmitteln, besonders in Kartoffeln, Reis, Nudeln, Brot, Obst oder Gemüse – und als Zucker in Süßigkeiten oder Süßspeisen. Sie dienen als schnelle Energielieferanten, z. B. bei der Muskelarbeit oder dem Gehirn. Welche Bedeutung Kohlenhydrate bei einer Krebserkrankung haben, lesen Sie auf Seite 51.

Die körpereigenen Proteine, Kohlenhydrate und Fette kann der Körper, zumindest bedingt, aus dem Nahrungsangebot selbst herstellen oder ineinander umwandeln.

Wasser

Der Wassergehalt unserer Nahrung schwankt zwischen rund 13 Prozent wie in Reis oder Getreide und mehr als 90 Prozent, etwa in Wassermelone, Salat oder Tomaten. In unserem Körper transportiert Wasser wasserlösliche Vitamine und Mineralien und ist Hauptbestandteil des Blutes. Es ist außerdem ein wichtiges Medium zur Reinigung und Entgiftung des Körpers: Abfallstoffe aus dem Stoffwechsel oder Abbauprodukte und Reste von Medikamenten werden in Wasser gelöst über die Nieren ausgeschieden.

Vitamine, Mineralstoffe, Spurenelemente

Sie sind unerlässlich für den reibungslosen Ablauf des Stoffwechsels: Jedes einzelne Vitamin (z. B. C, A, D, E und B-Vitamine), jeder Mineralstoff (wie Natrium, Kalium, Magnesium, Kalzium) und jedes Spurenelement (wie Eisen, Jod, Selen, Zink) hat bestimmte, festgelegte Aufgaben, die nicht von einem anderen seiner Gruppe übernommen werden können. Vitamin C kann z. B. nicht in ein B-Vitamin umgewandelt werden oder Kalzium kann nicht durch Magnesium ausgetauscht werden usw. Daher müssen wir jede einzelne dieser Substanzen mit unserer Nahrung aufnehmen.

Obwohl sie so wichtige Aufgaben und Reparaturfunktionen haben, brauchen wir sie nur in winzig kleinen Mengen, die in einer ausgewogenen Ernährung normalerweise ausreichend enthalten sind.

Wenn die Nahrungsaufnahme (Resorption ⋯⇢ Seite 19) allerdings durch eine Krankheit gestört ist, reicht die natürliche Menge in den Lebensmitteln nicht aus, um den Bedarf zu decken. In solchen Fällen helfen Zusatzpräparate; die jeweilige Dosierung sollten Sie von Ihrem Arzt oder Ihrem Ernährungstherapeuten an Ihren individuellen Bedarf anpassen lassen.

Ballaststoffe

Als Ballast- oder Faserstoffe werden unverdauliche Bestandteile der Nahrung bezeichnet, z. B. in Vollkornprodukten, Leinsamen oder Hülsenfrüchten (⋯⇢ Seite 64). Sie werden nicht durch die Verdauungsenzyme zerlegt und gelangen daher nahezu unverändert bis in den Dickdarm. Auf dem Weg dorthin haben sie die Aufgabe, Abfälle, die im Stoffwechsel entstehen, zu entsorgen und zu entgiften, die Darmflora zu „füttern" und damit indirekt das Immunsystem zu stärken (⋯⇢ Seite 198).

„Bioaktive Substanzen"

Immer mehr „bioaktive Substanzen" wie Radikalfänger, sekundäre Pflanzenstoffe oder Antioxidantien werden durch die wissenschaftliche Forschung entdeckt. Sie besitzen Schutz- und Reparaturfunktionen, ganz besonders auch im Zusammenhang mit Krebs.

Von der Nahrung zu Nährstoffen: Verdauung und Stoffwechsel

Unsere tägliche Nahrung besteht aber nicht aus einzelnen Kohlenhydraten, Eiweißen und Fetten, sondern aus „komplexen" Lebensmitteln, wie Obst, Gemüse, Kartoffeln, Fisch oder Fleisch, die ein Gemisch der verschiedenen genannten Bestandteile enthalten und dem Körper erst einmal durch die Verdauung zugänglich gemacht werden müssen: Beim Kauen im Mund wird die Nahrung mechanisch zerkleinert und durch Enzyme bereits ein wenig chemisch aufbereitet. Danach passieren die Speisebröckchen die Speiseröhre und gelangen in den Magen. Diesen kann man sich wie einen Sack vorstellen, in dem die zerkaute Nahrung zunächst gespeichert und gründlich mit Salzsäure vermischt wird – nicht zuletzt, um Bakterien abzutöten!

Die Verbindung vom Magen in den Darm wird vom Magenpförtner kontrolliert, der den Speisebrei portionsweise in den Darm entlässt. Hier wird der saure Mageninhalt alkalisch (chemisch das Gegenteil von sauer) gemacht. Enzyme aus Bauchspeicheldrüse und Dünndarm sowie Gallensäuren, die aus der Leber dazufließen, spalten Eiweiß, Kohlenhydrate und Fette in ihre kleinsten Bestandteile.

Als **Verdauung** bezeichnet man die Aufspaltung der Nahrung.

Die Bestandteile der Nahrung sind nun so aufbereitet, dass sie die Darmwand passieren und in die Blutbahn gelangen können: die Resorption.

Die Passage der Lebensmittelinhaltsstoffe aus dem Darm in den Körper hinein nennt man **Resorption**. Erst nachdem sie resorbiert wurden, stehen die Nahrungsbestandteile dem Körper für den Stoffwechsel zur Verfügung!

Einzelne Nahrungsbestandteile können sich allerdings gegenseitig bei der Resorption in Menge und Zeit beeinflussen; das gilt ganz besonders für Zucker – ein Umstand, der auch bei Krebserkrankungen eine große Rolle spielt (⸱⸱⸱⸱➔ Seite 53).

Über die Pfortader werden die Nahrungsbestandteile nun mit dem Blut zur Leber transportiert, sozusagen dem Verteilungs- und Recyclingcenter für eine Vielzahl von Stoffen. Abhängig vom Bedarf des Körpers entscheidet sie, was mit den Nährstoffen geschieht: Über Botenstoffe wie zum Beispiel Insulin erhält die Leber Signale, wo etwas fehlt oder im ständigen Auf- und Abbau wieder ersetzt werden muss.

Den Auf- und Abbau von Nahrungsbestandteilen in körpereigene Stoffe nennt man **Stoffwechsel (Metabolismus)**

Auch Verbrauchtes wird zurück zur Leber befördert, die aufs Neue „entscheidet", was damit geschieht – Neubau, Umbau oder Abfall. Letzterer wird über den Darm oder die Nieren ausgeschieden.

Blutbahnen sind die Transportwege innerhalb des Körpers. Wie auf einem verzweigten Netz aus Autobahnen und kleineren Straßen werden verschiedene Substanzen, wie Bestandteile der Nahrung, Umbauprodukte oder Abfall, hin und her bewegt. Dabei ist der Körper strengstens bemüht, die Konzentrationen der einzelnen Substanzen möglichst gleichbleibend zu halten, kontrolliert und gesteuert durch Botenstoffe. Ein Blutströpfchen aus der Fingerkuppe hat zum Beispiel die gleiche Zusammensetzung wie das aus dem Zeh.

Nährstoffe als Bausteine der Zellen

Wie wir gesehen haben, ist die Zusammensetzung dessen, was wir essen und trinken, wichtig für den Auf- und Abbau und den Erhalt unseres Körpers. Da bei Krebs aber einige grundsätzliche Veränderungen auftreten, finden Sie im Folgenden Informationen, wie Ihr Körper arbeitet, welche Veränderungen eine Krebserkrankung bewirkt und wie Sie mit Ihrer Ernährung entgegenwirken können.

Von der Zelle zum Organ

Die Ärzte und Philosophen der Antike glaubten, der menschliche Körper sei aus den vier Elementen – Feuer, Wasser, Luft und Erde – zusammengesetzt, in die er nach seinem Tod wieder zerfallen würde. Bei Gesunden seien die Elemente harmonisch geordnet, während sie sich bei Kranken im Ungleichgewicht befänden – Ursache oder Zeichen für die Krankheit.

Heute wissen wir natürlich, dass der Körper aus Zellen aufgebaut ist.

Zellen sind die kleinsten lebenden Bausteine des Körpers, die sich voneinander je nach der ihnen zugedachten Aufgabe unterscheiden. Gene bestimmen, ob aus einer Zelle beispielsweise eine Haut-, Nerven- oder Leberzelle wird. Bleiben wir beim Beispiel Leber: Ist die Zelle einmal als solche differenziert, wird sie auch bei allen folgenden Teilungen immer eine Leberzelle bleiben.

Im Verbund bilden gleichartige Zellen ein Gewebe, das wiederum in Organen (griechisch: Werkzeug) zu einer Funktionseinheit zusammengefasst ist, wie z. B. Leber, Lungen, Nieren etc., die bestimmte Aufgaben im Körper übernehmen.

Millionen kleine Zellfabriken bilden unseren Organismus

Zellen sind winzige, vornehmlich mit Wasser gefüllte Gebilde, die von einer Zellwand umgeben sind. Diese Wände sind für gelöste Substanzen – etwa Nährstoffe – durchlässig. Im Inneren jeder Zelle befindet sich der Zellkern, der unser gesamtes Erbgut (das Genom) in sich trägt, sowie zahlreiche Zellorganellen. Das sind biochemische Kraftwerke in noch kleinerem Format, aber mit gigantischem Potenzial.

Stellen Sie sich vor, dass in jeder Zelle eine Fabrik arbeitet, die verschiedene, lebenswichtige Erzeugnisse herstellt. Die Organellen sind in diesem Bild die Maschinen, Enzyme die hoch spezialisierten Arbeiter und die Nahrungsbestandteile sind die Lieferanten für die Rohstoffe, die die Arbeiter zu den Produkten der Fabrik zusammenfügen.

Hier, in diesen Zellfabriken im Miniformat, findet all das statt, was uns am Leben hält: der Stoffwechsel, d. h. Auf- und Abbau von Stoffen, Energiegewinnung und die Vernetzung mit anderen Zellen und Organen.

Ein paar beeindruckende Zahlen dazu: Der Körper besteht aus 100.000 Milliarden (10^{14}) Zellen, die sich bis ins hohe Alter teilen. Pro Menschenleben sind das etwa 10^{16} Zellteilungen (eine Eins mit 16 Nullen)!

Während Sie dies lesen, werden in Ihrem Körper 300 Millionen Zellen neu gebildet und alte ausgetauscht; jede Sekunde werden allein über zwei Millionen Blutzellen ersetzt! Dabei ist die Lebensdauer einzelner Zellen unterschiedlich: Während die Schleimhautzellen des Darmes alle 30 bis 100 Stunden ausgetauscht werden, rote Blutkörperchen erst nach 100 bis 120 Tagen, können Nervenzellen nahezu lebenslang existieren.

In jeder Minute entstehen 300 Millionen neue Zellen!

Alle Organe unseres Körpers zusammengenommen, die miteinander und untereinander durch verschiedene Systeme wie Blut- oder Nervenbahnen verbunden sind, bilden unseren Organismus. Mithilfe von Botenstoffen kommunizieren die Organe miteinander und tauschen Informationen aus, auch wenn sie im Körper weit voneinander entfernt liegen.

Aufbau und Erhalt des Körpers: der Zellstoffwechsel

Um zu verstehen, wie die unzähligen unterschiedlichen Zellen auf- und abgebaut werden und die Kommunikation der Zellen miteinander und der Organe untereinander funktioniert, werfen wir einen Blick auf den Stoffwechsel der Zellen, der durch eine Krebserkrankung verändert wird.

Fast alle Zellen haben die Fähigkeit, sich zu teilen (⤑ Seite 20); so wird unter anderem gewährleistet, dass sich nach einer Verletzung oder Operation wieder neues Gewebe bilden kann. Jede neu entstandene Tochterzelle hat genau die gleichen Eigenschaften wie die Mutterzelle, die im Zellkern in den Genen festgelegt sind. Dadurch verjüngen sich die Zellen immer wieder und kranke, fehlerhafte Zellen werden entsorgt: Von den umliegenden Zellen werden sie zum „kontrollierten Selbstmord" (Apoptose) gezwungen und die Zelltrümmer werden zum Beispiel mithilfe der Lymphe beseitigt. Dieser selbst induzierte „Zelltod" der verbrauchten Zellen wird durch den Stoffwechsel der Nachbarzellen streng kontrolliert, damit umliegendes Gewebe nicht zu Schaden kommt. Funktioniert diese Selbstkontrolle der Zellen nicht, wie bei Krebs, kann der Mensch krank werden.

 Beispiel für den „kontrollierten Selbstmord" von Zellen

Diese **Apoptose** erleben wir jeden Tag beim Abtrocknen nach dem Duschen, wenn sich Hautschuppen lösen. Die oberste Schicht unserer Haut besteht aus abgestorbenen Hautzellen, die durch gezielten Zelltod entstanden sind, so dass sich jüngere, frische Hautzellen bilden können.

Für den Aufbau neuer Zellsubstanzen benötigen die Zellen deshalb „Material", das aus dem, was wir essen und trinken, aufbereitet und bereitgestellt wird. Eine besondere Bedeutung beim Aufbau neuer Zellen haben die Eiweiße (Proteine): Sie spielen außerdem eine wichtige Rolle beim Transport der Nährstoffe im Blutkreislauf und bei der Kommunikation zwischen Zellen und Organen, sie koordinieren Muskelbewegungen und steuern als Enzyme unzählige Aufgaben im Körper.

Kein Baustein beim Zellaufbau, aber unverzichtbar für alle Stoffwechselvorgänge ist Wasser! Der menschliche Körper besteht zu 70 bis 80 Prozent aus Wasser; alle Körperflüssigkeiten – ob Blut, Lymphe, Schweiß oder Verdauungssäfte – sind „wässrige Lösungen". Auch viele „Abfallstoffe" aus dem Stoffwechsel, die entsorgt werden müssen, sind in Wasser gelöst. Wasser ist unverzichtbar für chemische Reaktionen wie Energiegewinnung, Immunreaktionen oder den Aufbau neuer Gewebe. Schließlich reguliert Wasser die Körpertemperatur: Durch Verdunsten (Schwitzen) kühlt der Körper ab, verstärkte Durchblutung versorgt kalte Körperteile mit Wärme. Daher ist bereits ein Wasserverlust von 20 Prozent lebensbedrohlich.

Wasser ist lebenswichtig

Sowohl für die immer wiederkehrende Neubildung der Zellen als auch für alle anderen Stoffwechselvorgänge benötigen die Zellen Energie, die sie in ihren Zellkraftwerken durch Zellatmung (Oxidation) gewinnen. Diese Energie wird in der Regel aus Sauerstoff, Glukose und in geringerem Maße aus Fetten gewonnen und ist in fast allen Zellen gleich. Nur in bestimmten Ausnahmefällen, z. B. bei starker Muskelbeanspruchung, wird die Energie ohne Sauerstoff (anaerob) erzeugt, dabei entsteht Milchsäure (Laktat).

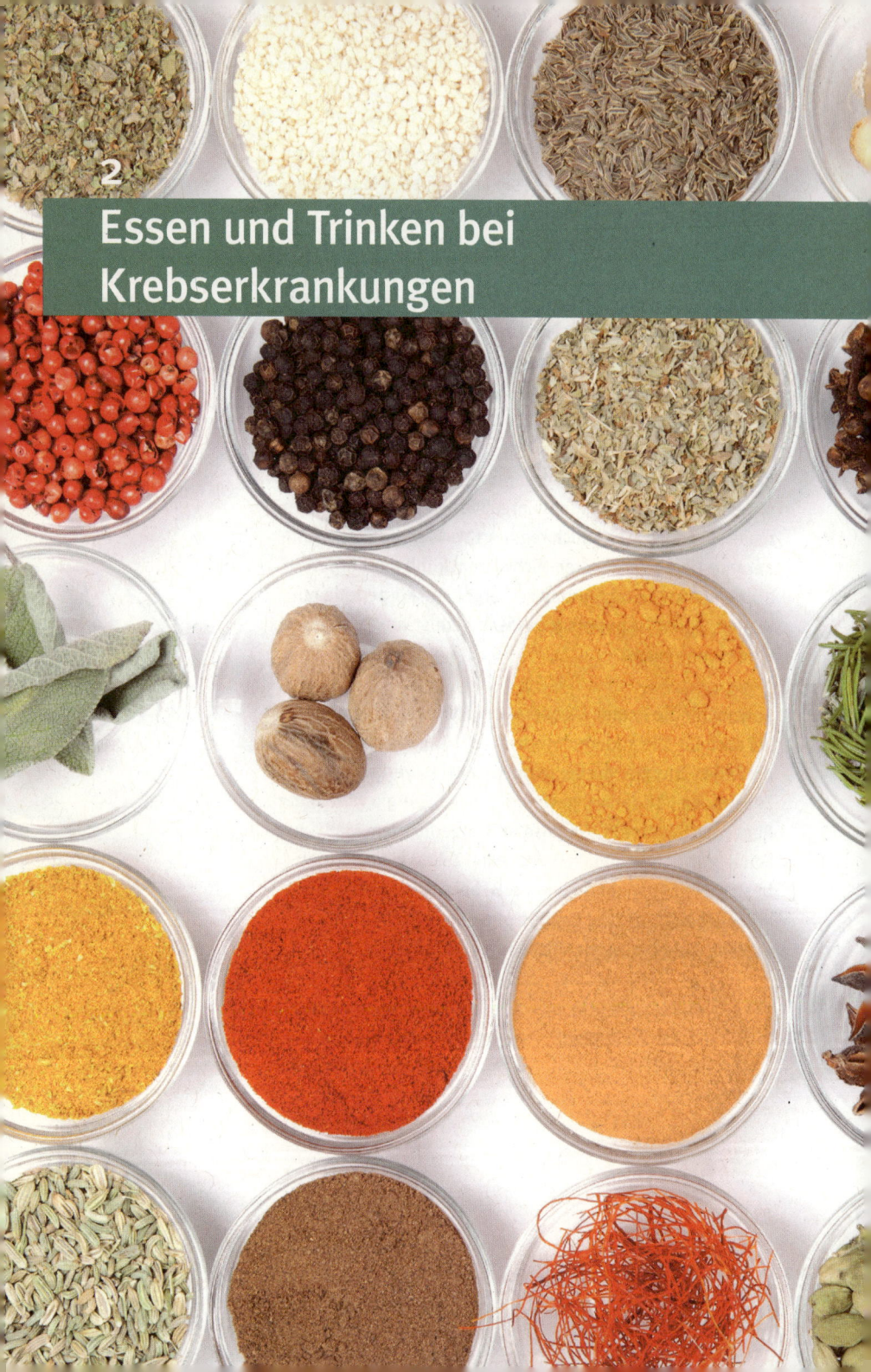

2

Essen und Trinken bei Krebserkrankungen

Wie verändert ein Tumor den Stoffwechsel?

Mediziner sprechen von „Tumoren" (Geschwulst) und unterscheiden zwischen gut- und bösartigen, wobei die bösartigen Tumore als „Krebs" bezeichnet werden. Die Diagnose „Krebs" beschreibt die Krankheit jedoch nur unzureichend. Bis heute sind über 200 verschiedene Krebsarten bekannt, die sich durch bestimmte Merkmale unterscheiden.

Nach seiner Lage werden zum Beispiel Brust-, Prostata- oder Knochenkrebs (= Lokalisation) benannt, aufgrund ihres Zelltyps (= Histologie) differenziert man Karzinome und Sarkome – und viele Varianten mehr.

So verschiedenartig „Krebs" auch sein kann, alle Krebszellen haben eins gemeinsam, was sie von gutartigen und gesunden Zellen unterscheidet: Sie sind nahezu unsterblich. Der Mechanismus für den „programmierten Zelltod" (Apoptose) zur Regeneration (⋯→ Seite 131) ist ausgeschaltet.

Im Verlauf einer normalen Zellteilung hat sich irgendwann, unbemerkt von den benachbarten Zellen, ein genetischer Fehler eingeschlichen. Während normalerweise kranke Zellen von den umliegenden gesunden Zellen zur Apoptose gezwungen werden, kann diese Zelle den Gendefekt sozusagen „maskieren" und sich ungestört teilen und vermehren. Damit gibt sie diesen Schaden an ihre Tochterzellen weiter, die sich ihrerseits mit diesem Fehler weiter teilen. So entstehen Mikrotumore, die aber in der Regel zum Glück frühzeitig vom Organismus erkannt und zerstört werden können – nicht zuletzt auch unter Mitwirkung bestimmter Lebensmittelinhaltsstoffe, z. B. einige

> **Info**
>
> Aufgrund eines Gendefekts können sich Krebszellen unbegrenzt vermehren.

Fettbestandteile (···⇢ Seite 41) oder „bioaktive Pflanzenstoffe" (···⇢ Seite 55).

Entwickeln sich diese Mikrotumore allerdings weiter, zerstören sie mithilfe ihrer eigenen, bösartigen Proteine das umgebende gesunde Gewebe, werden unsterblich und vermehren sich unkontrolliert weiter. Anders als gesunde Zellen können sie sogar in das Gewebe benachbarter Organe eindringen oder Tochterzellen bilden, die über die Blutbahn oder die Lymphflüssigkeit selbst in weiter entfernte Organe wandern (Metastasen).

Ein Tumor verändert den Stoffwechsel

Für dieses schnelle Wachstum mit unkontrollierten Zellteilungen benötigt der Tumor sehr viel Energie, die er dem Körper entzieht. Dazu programmiert der Tumor den normalen Stoffwechsel um und schaltet alle Funktionen der gesunden Zellen, die er nicht benötigt, einfach ab. Da die Ernährungstherapie bei einer Krebserkrankung genau hier ansetzt (···⇢ Seite 31), werfen wir zum besseren Verständnis einen Blick auf den veränderten Stoffwechsel des Tumors.

Eine gesunde Zelle verwendet für ihren Energiebedarf Zucker und Sauerstoff. Anders die meisten Tumorzellen: Sie benötigen zwar ebenfalls reichlich Zucker für ihre Energiegewinnung, aber im Gegensatz zu gesunden Zellen „vergären" sie ihn, das heißt, sie verwerten den Zucker nahezu ohne Sauerstoff (aerobe Glycolyse), selbst dann, wenn genug Sauerstoff zur Verfügung steht. Dabei entsteht als Endprodukt Milchsäure (Laktat). Mithilfe dieses Laktats wiederum können sich Krebszellen vor der Wirkung bestimmter Chemotherapeutika selbst schützen; es ermöglicht den Tumorzellen sogar, ihren Zellverband zu verlassen und in andere Gewebe einzudringen, und es hemmt die Aktivität verschiedener Zellen des Immunsystems.

Die Energieausbeute der Krebszellen ist dadurch zwar um das 15-Fache geringer als bei der Zellatmung einer gesunden

Zelle mit Sauerstoff; das gleicht die Krebszelle aber aus,
indem sie etwa 30-mal mehr Zucker verbraucht, den sie dem
Körper entzieht. Je aggressiver der Tumor ist, desto mehr
Zucker konsumiert er, während Fette bzw. deren Bausteine,
die Fettsäuren, von den Tumorzellen kaum verwertet werden.

Um diesen vollkommen veränderten Stoffwechsel gewährleisten zu können, bildet der Tumor bestimmte Botenstoffe,
wie Hormone und Zytokine, die gleichsam einen Schalter im
Organismus umlegen: Sie verhindern, dass der Energiespen-
der Glukose in die gesunden Körperzellen gelangen kann,
so dass die Glukoseverwertung gestört ist und die gesunden
Zellen geradezu ausgehungert werden. Gleichzeitig forcieren
die Botenstoffe den Abbau von körpereigenem Eiweiß und
Fett. Diese Botenstoffe können außerdem Appetit und
Geschmack bis hin zu Widerwillen gegenüber Speisen und
Gerüchen verändern.

Gibt es eine „Krebsdiät"?

Eigentlich beantwortet sich die Frage, ob es eine Diät gibt,
die Krebs heilen kann, nach dem oben Gesagten von selbst:
„Nein."

Obwohl bekannt ist, dass Art und Weise der Ernährung
Einfluss auf die Krebsentstehung nehmen können, gibt es
umgekehrt keine Ernährungsgestaltung, Kostform oder
spezielle Lebensmittelauswahl, durch die ein krebskranker
Mensch allein wieder gesund wird.

Vergleichen Sie einmal die sogenannten „Krebsdiäten" miteinander und wägen sie kritisch gegeneinander ab. Sie wer-

den feststellen, dass jede einzelne für sich behauptet, die richtige zu sein. Was aber die eine als schädlich verbietet, preist möglicherweise die andere als Gesundmacher an.

Tabelle 1: Beispiele für „Krebsdiäten"

Autor	Prinzip
Gerson	Rohkost und Einläufe mit Kaffee oder Rhizinus, ... wenig Eiweiß, Zucker, Salz
Breuß-Diät (Krebs-Kur total)	ausschließlich (!) Saftfasten für 42 Tage
Moerman	vegetarische Ernährung sowie Jod, Zitronensäure, Hefe, Weizen, Schwefel, Vitamine A, E, C als „Krebsschützer" (angeblich für Brieftaube und Mensch unentbehrlich)
Makrobiotik	getreidebetont, wenig Eiweiß
Leupold/Ohler	extrem kohlenhydratarme Kost, aber Zuckerinfusionen, kombiniert mit Altinsulin, einziges Obst: Zitronen
Burger „Instinct-Therapie"	keine gekochten oder gebratenen Speisen, auch Fleisch und Fisch nur roh
Budwig Öl-Eiweißkost	Leinöl, Quark, Gemüse- und Obstsäfte
Kousmine	Getreide und Rohkost, Kombination aus Saftkuren, vegetarischer Ernährung, Einläufen aus Kamillentee und Sonnenblumenöl
Seeger	„Rote-Bete-Kur" (täglich 1–2 kg, 300–600 ml Saft oder 100 g Trockenextrakt)
Anti-TKTL1-Diät (Anti-Krebsdiät nach Dr. Coy)	wenig Kohlenhydrate, viel Fett und Eiweiß

Eine Reihe der sogenannten „Krebsdiäten" verbieten rigoros bestimmte Lebensmittel bis hin zu totalem Fasten, um „den Krebs auszuhungern", z. B. die Breuß-Kur. Die Versprechungen anderer Diäten wie der „Abbau von Tumortoxinen", die „Aktivierung der gestörten Zellatmung" oder die „Entgiftung des Organismus" sind ebenfalls unhaltbar, unseriös und durch die Einschränkungen sogar gefährlich. Andere Diäten verteufeln grundlos beispielsweise Schweinefleisch oder Nachtschattengewächse und bewirken damit Unsicherheit und Angst.

Für **keine** „Krebsdiät" ist in sogenannten „kontrollierten Studien" (das sind wissenschaftlich durchgeführte Untersuchungen) eine Wirksamkeit bestätigt worden, so dass Wissenschaftler eindringlich vor solchen „Krebsdiäten" warnen und dringend davon abraten, sie durchzuführen.

Die „Anti-Krebsdiät" und „ketogene Ernährung"

Beide Ernährungsformen beruhen auf der Erkenntnis, dass Tumorzellen viel Zucker verbrauchen und ihn, anders als eine gesunde Zelle, „vergären" (⇢ Seite 26).

Für die **„Anti-TKTL1-Diät"** sei ein bestimmtes Gen TKTL1 entscheidend, das als Hinweis für besonders aggressive Tumorarten und den Gärungsstoffwechsel gelte, so die Erklärung des „Erfinders" Dr. Coy. Das aber wird von vielen Wissenschaftlern und Fachgesellschaften angezweifelt, da Dr. Coy den wissenschaftlichen Nachweis dafür bisher nicht erbracht hat. Sie warnen daher eindringlich vor dieser Diät (www.krebsgesellschaft.de). Hinzu kommt, dass für diese „Anti-Krebsdiät" spezielle, sehr teure Lebensmittel und Nahrungsergänzungsmittel nötig sind, die nur im Internet zu beziehen sind.

Die **„ketogene Diät"** wird derzeit im Tiermodell im Universitätsklinikum Würzburg erforscht. Ziel ist es, die Wirkung und Auswirkung der sehr fettreichen Ernährung auf den Stoffwechsel und das Wachstum von Tumoren zu untersuchen. Das Projekt wird von der DGEM (Deutsche Gesellschaft für Ernährungsmedizin) gefördert. Bis jetzt liegen noch keine endgültigen Studienergebnisse vor, so dass noch keine Empfehlungen gegeben werden können. Da die „ketogene Diät" aber schon heute als sehr vielversprechend gilt, finden Sie an anderer Stelle (⇢ Seite 35) weitere ausführliche Informationen.

Sie können mithilfe einiger kritischer Fragen die Tauglichkeit einer „Krebsdiät" selbst bewerten (⇢ Testfragen).

Testfragen zur Bewertung von „Krebsdiäten"

	Ja	Nein
Verspricht die „Diät" als alleinige Therapie Heilung?		
Wird die „Diät" als Alternative zu anderen Therapien empfohlen bzw. werden schulmedizinische Therapien abgelehnt?		
Wird die „Diät" für alle Krebserkrankungen empfohlen?		
Gibt es Beispiele für Spontanheilung durch die „Diät"?		
Verbietet die „Diät" bestimmte Lebensmittel als „krebsfördernd"?		
Werden im Rahmen der „Diät" Einläufe, Fastenperioden o. Ä. empfohlen?		
Wird die Diät als Schutz vor Krebserkrankungen empfohlen?		
Werden bestimmte Produkte (Vitamine etc.) in hohen Dosen als Therapie empfohlen?		
Soll der Tumor durch die „Diät" ausgehungert werden?		

Wenn Sie auch nur eine Frage mit „Ja" beantworten, sollten Sie die „Wunderdiät" gar nicht erst ausprobieren! Mehr Informationen zu „Krebsdiäten" erhalten Sie zum Beispiel beim Krebsinformationsdienst[1] und bei esowatch[2].

Mit ihren Verboten und Einschränkungen ignorieren die meisten „Krebsdiäten" rücksichtslos die Angst, die jeder Erkrankte hat, und – schlimmer noch – schüren diese durch angebliche Gefahren, die von bestimmten Verhaltensweisen oder Lebensmitteln ausgehen. Keine „Anti-Krebsdiät" befasst sich mit der Frage der Lebensqualität oder der Freude am Essen – letztendlich enthalten sie puritanische Richtlinien im Sinne von enthaltsam, asketisch oder spartanisch – als wäre Krebs eine Strafe, für die man Buße durch freudloses Essen tun muss!

Was Sie gegen Appetit-losigkeit tun können, erfahren Sie ab Seite 89

Dabei kann kaum eine andere Krankheit so unangenehme und langwierige Nebenwirkungen haben wie Krebs und nachfolgende Therapien. Übelkeit, Erbrechen, Appetitlosigkeit, Schmerzen usw. können jede Mahlzeit zur Tortur werden lassen, bis der Patient immer schwächer wird und

[1] www.krebsinformationsdienst.de/themen/risiken/mythen.php
[2] www.esowatch.com/ge/index.php?title=Krebsdiät

das als Zeichen wertet, seine Krankheit verschlimmere sich noch. Dieser sichtbare körperliche Abbau schürt die Angst noch weiter und der Teufelkreis aus Appetitlosigkeit und Gewichtsabnahme wird immer enger.

Selbst eine unter normalen Umständen „gesunde", fettarme Vollwertkost mit viel Obst und Gemüse ist bei einer Krebserkrankung in der Regel nicht empfehlenswert. Sie versorgt einen geschwächten Körper nicht ausreichend mit Energie und ist für Kranke, die unter Übelkeit oder Appetitlosigkeit leiden, häufig unbekömmlich. Solche Empfehlungen verwechseln oder vermischen dabei oft „Prävention", also Vorbeugung vor der Erkrankung, mit Ernährungstherapie bei einer Krebserkrankung.

Wie Ernährung als begleitende Therapie helfen kann

Die heilsame Wirkung von Nahrungsmitteln kannte man bereits im Altertum. Vermutlich war gezielte Ernährung das erste Heilmittel überhaupt: Leben, Gesundheit, Krankheit und Tod hatten seit jeher damit zu tun, was der Mensch isst und trinkt. Zunächst lernte der Mensch wahrscheinlich aufgrund von Erfahrungen, was bekömmlich und was giftig ist. Bestimmte Lebensmittel als „Heilmittel" setzte bereits Hippokrates (460–370 v. Chr.), der auch als Begründer der „Diät" gilt, gezielt zur Therapie von Krankheiten und zur Erhaltung der Gesundheit ein.

Der Begriff „Diät" kommt aus dem Griechischen und bedeutet so viel wie „gesunde Lebensweise".

Die Diätetik ist der älteste und ausführlichste Teil der antiken Medizin. Sie enthält sowohl für Gesunde als auch für Kranke passende Vorschriften für das tägliche Leben, die Hygiene, Ernährung, Bewegung, Bäder und vieles mehr. Auch heute spielt die Diätetik in dem klassischen Sinne wieder eine große Bedeutung, ganz besonders als „adjuvante", also ergänzende Therapie (⟶ Seite 201) bei Krebserkrankungen.

Was eine richtige Diät ausmacht

Eine „Diät" im Sinne ihrer ursprünglichen Bedeutung als „gesunde Lebensweise" muss insbesondere bei Krebserkrankungen folgende Bedingungen erfüllen:

- Sie enthält alle notwendigen Nährstoffe und ausreichend Energie zum Erhalt oder zur Verbesserung des Ernährungszustandes und der Lebensqualität.
- Sie ist optimal zusammengestellt, so dass Gewichtsverluste aufgehalten und ausgeglichen werden können.
- Sie gleicht Nährstoffverluste aus.
- Sie setzt die Reparaturfunktion bestimmter Nahrungsbestandteile gezielt ein.
- Sie stärkt das Allgemeinbefinden und das Immunsystem.
- Sie ist auf die individuelle Krankheitssituation abgestimmt, also Krankheitsverlauf, Therapie, Operation usw.
- Sie lindert Beschwerden wie Übelkeit, Schmerzen, Diarrhöen.
- Sie ist an die individuellen Bedürfnisse und Lebensumstände angepasst.
- Sie ist bekömmlich und schmeckt gut.
- Sie leistet einen wichtigen Beitrag zum Erhalt der Lebensqualität und -zufriedenheit.

Da die meisten als „Krebsdiäten" (⟶ Seite 27ff.) angepriesenen Ernährungsformen diesen strengen Anforderungen bei Krebserkrankungen nicht entsprechen, hier noch einmal der dringende Rat: Vertrauen Sie den Theorien und Versprechen nicht kritiklos, die diese Diäten Ihnen einreden wollen.

Nahrungsbestandteile mit besonderer Wirkung

Eine Bemerkung vorab: Natürlich essen wir ganze, „komplexe" Lebensmittel und nicht einzeln Fette, Eiweiß, Kohlenhydrate oder Vitamine, obwohl es letztendlich diese Inhaltsstoffe sind, die bestimmte Wirkungen haben. Im Folgenden erhalten Sie Informationen zu diesen Inhaltsstoffen; gleichzeitig erfahren Sie aber auch, welche Lebensmittel besonders hohe Konzentrationen der besprochenen Substanzen enthalten und wie Sie diese auf dem täglichen Speiseplan verwenden und kombinieren können. An dieser Stelle finden Sie eher allgemeine Ratschläge, die individuelle Unverträglichkeiten, Probleme oder Schwierigkeiten, die beim oder durch das Essen auftreten können, nicht berücksichtigen – die passenden Tipps dazu finden Sie ab Seite 82.

Gefürchtete und schwerwiegende Folgen einer Krebserkrankung können Appetitlosigkeit (Anorexie) mit Gewichtsverlust bis hin zu Auszehrung (Kachexie) sein, die die Betroffenen so sehr schwächen können, dass notwendige Therapien sogar abgebrochen werden müssen.

Lange Zeit haben Mediziner und andere Therapeuten diese Beschwerden ignoriert oder bestenfalls mit dem Ratschlag kommentiert „Essen Sie, was Sie mögen ..." oder „Essen Sie wie gewohnt" – eine kritische Situation, die viele Patienten zu dubiosen „Krebsdiäten" gebracht hat, die diese Schwäche möglicherweise noch verschlimmerten.

Auch der Rat, Zuckerlösungen wie Maltodextrin oder mit Zucker angereicherte Speisen und Getränke als gute Energiequelle zu verzehren, war nur wenig erfolgreich. Heute kennt man den Grund: Muskeln und Leber können den Zucker gar nicht ausreichend verwerten; die dringend notwendige Energie verpufft sozusagen ungenutzt.

Glücklicherweise hat die wissenschaftliche Forschung inzwischen bewiesen, dass Normalkost oder sogar fettreduzierte Ernährung Krebskranken in der Regel gar nichts nützt. Im Gegenteil, die ideale Ernährung bei Krebs soll viel **Energie liefern und fett- und eiweißreich** sein.

> **! Gut zu wissen**
>
> Vergessen Sie während Ihrer Behandlungs- und Genesungsphase erst einmal alles, was Sie über „gesunde, fettarme Ernährung" im normalen Alltag unserer Überflussgesellschaft gelesen haben. Für Menschen mit einer Krebserkrankung gilt die Empfehlung:
> **Essen Sie bevorzugt fett- und eiweißreiche Speisen.**

Wie Fette das Wachstum von Tumorzellen hemmen können

Bereits 1924 entdeckte der Nobelpreisträger Otto Warburg, dass die meisten Krebszellen extrem viel Zucker im Vergleich zu gesunden Zellen verbrauchen und dabei keinen oder nur wenig Sauerstoff für die Energiegewinnung nutzen. Diese Erkenntnisse wurden erst kürzlich durch verbesserte Untersuchungsmethoden bestätigt. Man weiß also nun, dass Krebszellen diese wichtige Energiequelle, den Zucker, dem Körper entziehen, um ihren eigenen enormen Bedarf zu decken. Fette bzw. deren Bausteine, die Fettsäuren, können von den Tumorzellen dagegen nicht oder nur gering als Energiequelle genutzt werden. Die Muskelzellen Krebskranker können Fettsäuren jedoch besser speichern und zur Energiegewinnung verwerten, als dies bei Gesunden der Fall ist.

> Tumorkranke können Fette und Fettsäuren besser verwerten und speichern als Gesunde!

Die ketogene Diät

Die ketogene Diät ist eine extrem fettreiche, aber kohlenhydratarme Ernährungsform, die das Tumorwachstum hemmen soll (⋯→ Theorie der ketogenen Diät). Wissenschaftliche Studien, vornehmlich Untersuchungen an Tieren, wurden dazu zum Beispiel am Universitätsklinikum Würzburg[3] durchgeführt und werden derzeit an der Universität Mannheim fortgeführt.

In der Humanmedizin wird die ketogene Diät bereits seit Längerem erfolgreich bei Kindern mit Epilepsie angewendet, auch bei einigen Gehirntumoren scheint die Diät in Einzelfällen unter bestimmten Bedingungen das Tumorwachstum zu verlangsamen.

> Endgültige Beweise für die Wirksamkeit einer ketogenen Diät gegen Krebs stehen bis heute noch aus.

Zwar gibt es bis jetzt noch keine eindeutigen Beweise für eine Wirksamkeit der ketogenen Diät in Langzeitstudien mit einer größeren Patientenzahl. Dennoch erwarten einige Forscher, dass sie in absehbarer Zeit möglicherweise eine Therapieoption sein könnte und Empfehlungen zu Dauer und Nahrungszusammensetzung ausgesprochen werden können. Daher soll die ketogene Diät an dieser Stelle ausführlicher beschrieben werden.

Die Theorie der ketogenen Diät

Fette und Fettsäuren sind nicht nur wichtige Energielieferanten, sondern haben auch eine direkte, wachstumshemmende Wirkung gegen die Krebszellen, so die Theorie: Bei einer extrem kohlenhydratarmen, aber fettreichen Ernährungsweise muss der Stoffwechsel einen Umweg im Abbau beschreiten, bei dem sich als Endprodukt sogenannte Ketonkörper bilden. Diese Ketonkörper aus dem veränderten

---

[3] „Die ketogene Ernährung bei Krebserkrankungen", Prof. Dr. U. Kämmerer, Universitätsfrauenklinik Würzburg

Fettabbau haben eine direkte Wirkung auf die Tumorzellen: Sie hemmen die Glukoseaufnahme in die Tumorzellen und berauben diese damit ihrer Energiequelle, so dass ihr Wachstum gebremst wird, während die gesunden Zellen die Ketonkörper für die eigene Energiegewinnung verwenden können.

Mehr noch: Da die Glukoseaufnahme und -verwertung gestört ist, kann die Tumorzelle keine Milchsäure (Laktat) mehr bilden, womit der Schutzfaktor entfällt. Wird weniger Laktat gebildet, können Substanzen der Chemotherapie und die Strahlentherapie besser wirken.

Positive Effekte von Fett

Ein weiterer positiver Effekt: Da die Tumorzelle Fette nicht für ihren eigenen Stoffwechsel nutzen kann, stehen diese als Energiequelle dem Organismus zur Stärkung zur Verfügung. Gleichzeitig dienen die Fettsäuren als Reparatursubstanz für geschädigte Organe und Gewebe.

Die Praxis der ketogenen Diät

Die tägliche Zufuhr von Kohlenhydraten darf 25 g nicht überschreiten, um den Zustand der Ketose (Bildung der Ketonkörper, → Seite 35) zu erreichen, und sollte auf fünf Mahlzeiten/Tag verteilt werden. Sogar Milch- und Milchprodukte sollen auf ihren Milchzuckergehalt überprüft werden.

70 bis 75 Prozent der täglich verzehrten Kalorien sollten aus hochwertigen Fetten bestehen, wie sie auf Seite 41 beschrieben werden, und der Eiweißanteil sollte bei 21 Prozent liegen.

Eine reichliche Flüssigkeitszufuhr von mindestens 2 bis 3 Litern ist dringend erforderlich, um Nierensteinen vorzubeugen und die Ketonkörper auszuschwemmen.

Ausführliche Informationen und Rezepte zur Durchführung der ketogenen Diät erhalten Sie bei der Frauenklinik der Universität Würzburg[4].

[4] → Fußnote 3, Seite 35

Kritische Anmerkungen zur ketogenen Diät

Da es bis heute noch keine Langzeituntersuchungen, sondern bestenfalls Erfahrungsberichte zur ketogenen Diät gibt, räumen auch die Forscher der Universität Würzburg selbst ein, dass diese noch keine wissenschaftliche Anerkennung gefunden hat. Sie empfehlen daher einen dreimonatigen Versuch der Diät – idealerweise im Rahmen einer Studie, in jedem Fall aber unter ärztlicher Aufsicht. Nach diesen drei Monaten sollten Tumorgröße und -wachstum erneut bestimmt werden. Im Falle eines Wachstumsstillstands könne die Diät bedenkenlos – unter ärztlicher Aufsicht – fortgesetzt werden, allerdings sind regelmäßige Laboruntersuchungen nötig.

Wissenschaftliche Anerkennung steht noch aus

Auch die Langzeitfolgen der Ketose auf den Organismus, wie z. B. eine Übersäuerung, sind noch nicht erforscht und die Frage, ob dadurch die Aufnahme und Wirkung von Medikamenten, z. B. von Chemotherapeutika, beeinflusst wird, ist nicht geklärt. Man weiß auch noch nicht, ob die Glukosespiegel, die durch die kohlenhydratreduzierte Ernährung erreicht werden können, überhaupt so niedrig sind, dass die Glukoseversorgung der Tumorzellen gestört wird.

Es gibt außerdem eine Reihe von „Kontraindikationen", bei denen die ketogene Diät nicht durchgeführt werden darf, wie z. B. bestimmte Fettstoffwechselstörungen, Hyperinsulismus oder schwere Funktionsstörungen von Leber, Niere und Bauchspeicheldrüse; auch bei Tumoren im Verdauungstrakt ist Vorsicht geboten.

Gegenanzeigen

Die Durchführung der ketogenen Diät ist relativ aufwendig und kompliziert und nicht ohne genaue Kenntnis der Lebensmittel und ihrer Zusammensetzung durchzuführen; der Gebrauch einer Nährwerttabelle wird empfohlen.

Schließlich stellt sich die Frage, ob eine ausreichende Versorgung mit Vitaminen und Mineralien gegeben ist, denn bei der ketogenen Ernährung sind zwar Salate und Gemüse erlaubt, der Verzehr von Obst (bis auf Beeren) ist dagegen aufgrund des Zuckergehaltes stark eingeschränkt. Die notwendige hohe Flüssigkeitszufuhr von 2 bis 3 Litern kann gerade bei Appetitlosigkeit ein frühes Sättigungsgefühl erzeugen und eine ausreichende Nahrungsaufnahme erschweren.

Ohne endgültige Bestätigung der Wirksamkeit in klinischen Studien und Langzeitstudien mit einer größeren Patientenzahl wird die „ketogene Diät" auch unter Wissenschaftlern kritisch gesehen und eine Empfehlung zur ketogenen Diät bei Krebs kann bis heute noch nicht ausgesprochen werden (J. Arends[5]), zumal diese Diät nur unter strenger medizinischer Aufsicht durchgeführt werden darf. Auch die Deutsche Krebsgesellschaft und die Deutsche Gesellschaft für Ernährungsmedizin (DGEM) beurteilen die ketogene Ernährung als Anti-Krebsdiät kritisch.

> **! Wichtig**
>
> So vielversprechend die „ketogene Diät" auch klingen mag – probieren Sie sie nur nach intensiver Rücksprache mit Ihrem Arzt oder Ernährungstherapeuten!
>
> Große Vorsicht ist außerdem geboten, wenn Sie unter Übelkeit und Appetitlosigkeit, Unverträglichkeit oder Darmproblemen leiden und ganz besonders nach Operationen im Magen-Darm-Trakt.

„Metabolisch adaptierte Ernährung"

Auch die „metabolisch adaptierte Ernährung" nach E. Holm[6] wurde aus der Theorie von Warburg und den genannten Erkenntnissen entwickelt. Diese Ernährungsform berücksichtigt ebenfalls die veränderte Stoffwechsellage bei Krebs und hat das vorrangige Ziel, Gewichtsabnahme und Mangelernährung zu verhindern. Sie ist zwar auch kohlenhydratarm und verhindert damit ebenfalls wie die ketogene Diät „Insulinspitzen" – Insulin und der verwandte Insulin-like-groth-factor 1 (IGF 1) gelten als starke Wachstumsförderer von Tumorzellen –, schränkt aber den Kohlenhydratverzehr nicht so drastisch ein, dass eine ketogene Stoffwechsellage erreicht wird.

[5] Arends, J.: Maligne Tumoren – Transketolase-like 1 (TKTL 1) – Ketogene Diät, Aktuelle Ernährungsmedizin, Thieme, Ausgabe 02/2008, Seite 80–81
[6] Holm, E.: Stoffwechsel und Ernährung bei Tumorkrankheiten, Thieme 2007

Gleichzeitig liefert die „metabolisch adaptierte Ernährung" hochwertiges Eiweiß sowie reichlich Fette und Öle und nutzt deren Reparaturfunktion und hohen Kaloriengehalt, so dass Sie auch bei Appetitlosigkeit mit kleinen Portionen viel Energie bekommen.

Schließlich bringt sie (vermutlich) mehr Lust und Freude am Essen – damit mehr Lebensqualität –, weil sie Obst und Gemüse in ausreichenden Mengen und hin und wieder kleine Sünden erlaubt. Sie ermöglicht es, spontan und ohne große Vorbereitungen zu essen und auch bei Einladungen unbeschwert zuzugreifen.

Obwohl die Kohlenhydratzufuhr eingeschränkt ist, müssen Sie nicht etwa Ihre Mahlzeiten abwiegen und die Mengen berechnen; wichtig ist vielmehr, dass Sie darauf achten, reichlich Fette, Öle und Eiweiß (⋯⇢ Seite 48) zu essen.

Die Praxis der metabolisch adaptierten Ernährung

Die nachfolgende Tabelle 2 soll Ihnen einen Überblick darüber geben, was und wie viel an Fett, Eiweiß und Kohlenhydraten Ihr täglicher Speiseplan idealerweise enthalten sollte.

Weiterführende Informationen zu geeigneten Fetten finden Sie auf Seite 41

Bitte betrachten Sie die folgenden Empfehlungen und Ratschläge nicht als Dogma oder als strenges Gebot, sondern als Hilfe für *empfehlenswerte* Nahrungsmittel, aus denen Sie sich diejenigen aussuchen können, die Ihnen schmecken und die Sie gut vertragen.

Tabelle 2: Empfehlungen für die Nährstoffzufuhr bei der „metabolisch adaptierten Ernährung"[7]

Nährstoff	Nährstoffzufuhr (allgemeine Angaben)	Das entspricht einer Nährstoffzufuhr bei einem Körpergewicht von 65 kg	Bemerkungen
Fette	mindestens 50 % der Nichteiweiß-kalorien	ca. 93–110 g Fett (oder mehr)	**bevorzugt:** • Leinöl und Fisch(öl) (Omega-3-Fettsäuren, ca. 4–6 g) • Butter, Sahne, Crème fraîche usw. • Kokosfett • MCT (medium-chain-triglycerides) = mittelkettige Triglyceride **eher nicht:** • linolsäurereiche Öle (Sonnen-blumen-, Maiskeim-, Sojaöl
Protein	mindestens 1,2–1,4 g/kg Körpergewicht (bis 2 g/kg Körpergewicht)	78–91 g (… bis 130 g)	tierisch/pflanzlich
Kohlenhydrate (KH)	maximal 40 % der Gesamtener-gieaufnahme	ca. 200 g	**bevorzugt:** • langkettige KH bzw. niedriger glykämischer Index, wie ballaststoffreiche Lebensmittel (Vollkornbrot, ungeschälter Reis, Hülsenfrüchte) **eher nicht:** • Zucker, Kuchen, Weißmehl
Energie	30–35 kcal/kg Körpergewicht	ca. 2.000 kcal und mehr	

(nach E. Holm[8])

! Gut zu wissen

Sollten Sie durch die hohe Fettmenge Probleme im Magen-Darm-Trakt wie z. B. Durchfall bekommen, fragen Sie Ihren Arzt nach Verdauungsenzymen, die die Aufspaltung der Fette im Darm verbessern.

[7] Weitere Informationen mit Rezepten: O. Kohl und C. Dehmel: Die neue Ernährung bei Krebs, Schlütersche Verlagsgesellschaft 2010
[8] ⟶ Fußnote 6, Seite 38

Welche Fette das Wachstum von Tumorzellen hemmen können

Tabelle 2 listet auf, wie viel Fett Sie idealerweise am Tag essen, und in der letzten Spalte finden Sie Hinweise, welche das sein sollten. Erfahren Sie im Folgenden detailliert, was „gute" und „schlechte" Fette ausmacht und in welchen Lebensmitteln sie vorkommen.

„Gute" und „schlechte" Fettsäuren

Für Geschmack und Qualität der Fette sind ihre Bestandteile, die Fettsäuren, verantwortlich. Diese bestimmen auch, ob sich ein Fett etwa zum Braten und Frittieren oder besser für kalte Salate eignet – und welchen gesundheitlichen Nutzen es bringen kann. Stellen Sie sich diese Fettsäuren als Ketten vor, die unterschiedlich lang (kurzkettig/mittelkettig/langkettig) und deren Glieder einfach oder doppelt miteinander verbunden sind („Doppelbindung").

Aus vorwiegend kurzkettigen Fettsäuren bestehen zum Beispiel die sogenannten „Plattenfette", die bei Zimmertemperatur fest sind, während die eher flüssigen Öle überwiegend aus langkettigen Fettsäuren zusammengesetzt sind. Butter besitzt kurz-, mittel- und langkettige Fettsäuren.

Ausschlaggebend für die Eigenschaften der Fette ist aber nicht nur die Kettenlänge der Fettsäuren, sondern auch ihr Aufbau. Einige von ihnen besitzen eine oder mehrere „Doppelbindungen", die sich irgendwo innerhalb der Kette befinden und je nach ihrer Lage mit einer Zahl benannt werden. Besitzt eine Fettsäure keine „Doppelbindung", bezeichnet man sie als „gesättigt", hat sie eine oder mehrere, nennt man sie „einfach" oder „mehrfach ungesättigt".

Mehrfach ungesättigt und gesund: Omega-3-Fettsäuren ...
Bei Krebserkrankungen erfüllen die mehrfach ungesättigten
Omega-3-Fettsäuren wichtige Funktionen, denn sie unterdrücken das Wachstum von Krebszellen, reduzieren Ent-
zündungsvorgänge, stärken das Immunsystem und helfen
dabei, das Gewicht zu stabilisieren. Omega-3-Fettsäuren
kommen besonders reichlich im Fett von **Fischen** vor.

Tabelle 3: Gesamtfett und Omega-3-Fettsäuren in Fisch

Fischart	Gesamtfett g/100 g	Omega-3-Fettsäuren g/100 g
Thunfisch	17,0	0,8–5,1
Lachs (Aquakultur)	13,0	2,6–3,3
Makrele	14,0	1,2–2,9
Hering	17,0	2,0–2,5
Sardine	5,0	0,9–1,6
Forelle	3,0	0,72–1,0
Kabeljau	0,8	0,3

Zahlen gerundet, nach: Deutsche Gesellschaft für Ernährung, DGE

Tipp
Achten Sie beim Kauf
von Fischölkapseln
darauf, dass sie frei
von Rückständen sind!

Wenn Sie, besonders bei Appetitlosigkeit, nicht gern Fisch
essen mögen (und schon gar nicht so große Portionen, wie
nötig wären), können Sie sich mit **Fischölkapseln** helfen,
die es in unterschiedlicher Dosierung gibt. Die Empfehlung
der Deutschen Gesellschaft für Ernährungsmedizin (DGEM)
von etwa 4 bis 6 g Omega-3-Fettsäuren gegen Gewichtsverlust bei Bauchspeicheldrüsenkrebs sollte nach Prof. E. Holm[9]
für alle onkologischen Patienten gelten.

... und die pflanzliche Schwester: Alpha-Linolensäure
Eine verwandte Form ist die Alpha-Linolensäure (ALA), die
im menschlichen Körper teilweise in Omega-3-Fettsäure
umgewandelt wird. Ihr Gehalt ist besonders hoch in **Leinöl**
(55 %), **Leinsamen** (25 %), **Hanföl** (23 %), **Sacha-Inchi-Öl**[10]
(47 %), **Walnussöl** (14 %) und **Rapsöl** (11 %) und ist in
geringen Konzentrationen auch in grünen Pflanzen wie

Tipp
Leinöl sollten Sie nicht
erhitzen, verwenden
Sie es besser kalt zu
Quark und Pellkartof-
feln oder in Salaten.

[9] ····⟩ Fußnote 6, Seite 38
[10] Sacha-Inchi-Öl ist ein spezielles Erdnussöl aus Peru, das bis jetzt
    nur in Bioläden verkauft wird.

Feldsalat, Portulak oder Spinat enthalten. Auch Alpha-Linolensäure gibt es als Kapseln zu kaufen.

Gesättigte Fettsäuren

Auch gesättigte Fettsäuren, kurzkettige wie langkettige,
können das Zellwachstum hemmen. Sie kommen zum
Beispiel in **Butter**, **Kokos**- oder **Palmfett**, **Schmalz** und
Fleisch vor.

MCT: (synthetische) mittelkettige Fettsäuren

Eine andere Art von Fett wird vorwiegend synthetisch
hergestellt und kann ebenfalls das Tumorwachstum unterdrücken. Diese „MCT-Fette" enthalten mittelkettige Fettsäuren (medium-chain-triglycerides) und entwickeln ihre
tumorhemmenden Eigenschaften besonders dann, wenn
sie mit Omega-3-Fettsäuren zusammen gegessen werden.
MCT-Fette werden sehr schnell resorbiert und helfen daher
auch bei Problemen im Magen-Darm-Trakt (⸱⸱⸱➔ Seite 146).
Sie können MCT-Produkte im Reformhaus kaufen; es gibt
sie als Brotaufstrich und Öl.

Tipp

Wenn Sie MCT ver-
wenden, beginnen Sie
langsam und in klei-
nen Konzentrationen,
sonst könnten Übel-
keit und Erbrechen
auftreten! Verwenden
Sie nicht ausschließ-
lich MCT!

! Gut zu wissen

Auch Butter enthält 16 Prozent MCT.

Linolsäuren

Während die oben genannten Fettsäuren das Tumorwachstum hemmen können, gibt es andere, die umgekehrt sti-
mulierend auf das Wachstum und das Streuen von Tumoren
(Metastasierung) wirken. Es sind dies die Linolsäuren (n-6-
Fettsäuren), die außerdem Entzündungen fördern und das
Immunsystem schwächen können. Diese n-6-Fettsäuren
sind besonders hoch konzentriert in Distel-, Sonnenblu-
men-, Maiskeim-, Weizenkeim- und Sojaöl, daher sollten
Sie diese Öle von Ihrem Speiseplan streichen. Auch das als
„gesündestes Öl" beworbene Arganöl hat einen so hohen

Tipp

Vermeiden Sie besser
den Verzehr von Dis-
tel-, Sonnenblumen-,
Maiskeim-, Weizen-
keim- und Sojaöl.

n-6-Gehalt bei gleichzeitig geringer n-3-Konzentration, dass Sie es besser meiden sollten.

Ölsäure

Die Bedeutung der einfach ungesättigten Ölsäure (n-9-Fettsäuren) ist bei der Therapie von Krebserkrankungen noch nicht eindeutig geklärt; bei der Prävention, also der Vorbeugung vor Krebs, spielt sie eine große Rolle. Daher gilt die mediterrane Ernährung, die reichlich Olivenöl verwendet, als bester Schutz vor Krebserkrankungen.

Konjugierte Linolsäure

Leider wird es noch ein wenig komplizierter. Eine spezielle Form der Linolsäure wirkt wiederum hemmend auf das Zellwachstum und fördert den programmierten Zelltod in Tumoren: die „konjugierte Linolsäure" (CLA). Sie wird im Pansen von Wiederkäuern durch Bakterien gebildet und ist sowohl

> **Tipp**
>
> Kürbiskernöl hat zwar kein ideales Verhältnis von Linolsäure zu Linolensäure, enthält aber 20 Prozent gesättigte Fettsäuren. Als köstliches „Gewürz" in kleiner Dosierung kann man es daher gut verwenden.

Tabelle 4: Fettsäuregehalt verschiedener Öle
(Mittelwerte, können je nach Sorte und Herkunft schwanken)

	Linolensäure (n-3)	Linolsäure (n-6)	Ölsäure (n-9)
Leinöl	58 %	14 %	18 %
Sacha-Inchi-Öl	48 %	34 %	9 %
Hanföl	20 %	52 %	13 %
Walnussöl	13 %	55 %	18 %
Rapsöl	11 %	22 %	53 %
Weizenkeimöl	8 %	56 %	13 %
Sojaöl	7 %	51 %	21 %
Sesamöl	2 %	42 %	40 %
Arganöl	> 1 %	32 %	47 %
Sonnenblumenöl	> 1 %	61 %	30 %
Kürbiskernöl	1 %	51 %	28 %
Maiskeimöl	1 %	51 %	34 %
Olivenöl	1 %	8 %	75 %
Distelöl	–	76–78 %	13 %

im Fleisch als auch in der Milch – allerdings nur, wenn die Tiere auf Wiesen und Weiden gehalten werden!

Wie Sie die Fette am besten gebrauchen und verwenden können

- Alle Fette, die vorwiegend aus gesättigten Fettsäuren bestehen, wie z. B. die „Plattenfette", können Sie ohne Bedenken zum Braten verwenden.

- Auch Öle mit einem hohen Anteil an einfach ungesättigten Fettsäuren, wie Olivenöl oder Rapsöl, können Sie zum Braten und Kochen verwenden.

- Butter und Butterschmalz eignen sich ebenfalls zum Braten und Kochen, aber auch kalt, zum Beispiel als Brotaufstrich. Ghee, das in der ayurvedischen Heilslehre Anwendung findet, ist geklärte Butter, die ebenfalls zum Braten, sogar zum Frittieren geeignet ist.

- Öle, die viele mehrfach ungesättigte Fettsäuren enthalten, wie Leinöl, Hanföl oder Nussöle, sollten Sie nur für kalte Speisen wie Salate verwenden oder nach der Zubereitung den Gerichten, z. B. einer Suppe, zufügen.

- Auch MCT sollten Sie nicht erhitzen, sondern erst nach der Zubereitung in die Speisen rühren.

Wie Sie Ihre Speisen fettreich zubereiten können

Da Fett am ehesten als solches erkennbar ist (wie in Öl oder Butter), werden Sie keine Schwierigkeiten haben, Ihre Speisen mit Butter, Sahne oder Ölen gehaltvoller zuzubereiten. Wenn Sie das Gefühl haben, dass Ihnen fettreiche Speisen nicht gut bekommen oder Sie Probleme nach Operationen im Magen-Darm-Trakt haben, lesen Sie bitte die Hinweise ab Seite 151.

- Verwenden Sie vollfette Milchprodukte wie Joghurt, Quark, Sahne, Crème fraîche oder Mascarpone. Aber lassen Sie sich nicht von den Hinweisen auf der Verpackung täuschen: Bei verschiedenen Milchprodukten,

> **Tipp**
>
> Versuchen Sie, Fleisch sowie vollfette Milch und Milchprodukte von „glücklichen" Kühen aus Weidehaltung im Bioladen zu bekommen.

z. B. Quark und Käse, werden Fettgehalte in Prozent der Trockenmasse (i. Tr. %) angegeben, die teilweise weit über dem tatsächlichen (absoluten) Fettgehalt liegen (⸱⸱⸱⟶ Tabelle 5).

Tabelle 5: Fettgehalt in der Trockenmasse und absolut

	Fettgehalt (i. Tr.) in %	Fettgehalt absolut in %
Mascarpone	80	47,5
Brie	60	39,0
Crème fraîche		30,0
Süße Sahne		30,0
Frischkäse (Doppelrahmstufe)	60–80	28,0
Brie	50	25,5
Gouda	45	25,5
Mozzarella	50	19,8
Frischkäse (Rahmstufe)	50	15,0
Quark	40	11,0
Joghurt		10,0
Quark	20	4,7
Hüttenkäse	20	4,3
Joghurt		3,5

- Trinken Sie Ihren Kaffee oder Tee mit Sahne.
- Dünsten Sie Gemüse, Fleisch und Fisch in reichlich (!) Butter und löschen Sie mit Sahne ab.
- Essen Sie Käse oder Wurst mit Butter und Brot (nicht Brot mit Käse oder Wurst).
- Rühren Sie in Ihren (Sahne-)Quark zusätzlich etwas Leinöl.
- Richten Sie Ihren Salat mit reichlich Öl an.
- Verquirlen Sie Gemüsesäfte, frisch gepresst oder industriell hergestellt, mit etwas Öl.
- Avocados können Sie pur oder herzhaft gewürzt verwenden oder in Suppen oder Kartoffelbrei pürieren, ganz wie es Ihnen schmeckt!

 Tipp

Da Avocados relativ wenig Eigengeschmack haben, eignen sie sich gut dazu, Speisen geschmacklich zu neutralisieren!

- Bereiten Sie Bratkartoffeln in Butterschmalz zu, allerdings besser nicht zu scharf gebraten.
- Essen Sie, wenn Sie Appetit darauf haben und es Ihnen bekommt, ruhig auch einmal Pommes frites, Reibekuchen oder eine Bratwurst.
  - ☐ Sollten Ihnen Geschmack und Geruch des Bratfettes unangenehm sein, schütten Sie es weg und geben Sie nach dem Garen ein Stück frische Butter und etwas Sahne über das Gericht.
- Essen Sie viel Fisch. Falls Ihnen Fisch (als natürliche Quelle der Omega-3-Fettsäuren) nicht schmeckt, verwenden Sie Fischölkapseln (Apotheke, Reformhaus), die Sie am besten zur Hauptmahlzeit einnehmen oder in kleinerer Dosierung über den Tag verteilt.
- Es gibt Margarinesorten, die mit Fischöl angereichert sind.
- Probieren Sie Kokosmilch (Fettgehalt ca. 15 %), z. B. zu einem Hühnerragout oder asiatisch abgeschmeckten Gerichten.
- Mit MCT-Fetten (⋯⋗ Seite 156) können Sie Speisen ebenfalls aufwerten (besonders geeignet, wenn Sie unter Diarrhöen mit Fettstühlen leiden). Im Reformhaus gibt es zudem Brotaufstriche, die MCT-Fette enthalten.
- Auch Nüsse und Samen liefern hochwertige Fette (⋯⋗ Tabelle 6). Knabbern Sie zwischendurch ein paar Nüsse; Pinienkerne schmecken leicht geröstet besonders gut.

Tipp

Frischer Thunfisch schmeckt leicht gedünstet überhaupt nicht „fischig".

Tabelle 6: Fettgehalt verschiedener Lebensmittel (Frischware, Durchschnittswerte)

Lebensmittel	Fettgehalt g/100 g
Nüsse	60,0
Pistazien	51,0
Pinienkerne	50,0
Kürbiskerne	45,0
Leinsamen	30,0
Avocado	23,5
Sojaflocken	20,0
Hering	17,0
Kokosmilch	16,0
Thunfisch	15,5
Oliven, mariniert	14,0
Lachs	13,6
Makrele	12,0

Tipp

Wenn Sie für Ihre Familie kochen oder mit Freunden zusammen essen, müssen Sie nicht gesondert kochen: Nehmen Sie sich vor dem Servieren Ihre Portion ab und fügen Sie nach Geschmack Butter, Sahne oder Öl hinzu.

- Ein Pesto aus Pinienkernen, Öl, Petersilie und, wenn Sie mögen, Knoblauch schmeckt wunderbar zu Nudeln oder aufs Brot.
- Wenn Sie Zusatznahrungen („Astronautenkost") verwenden, achten Sie darauf, dass sie Omega-3-Fettsäuren enthalten.

Auf einen Blick

Verwenden Sie großzügig Butter, Sahne und Öle; bevorzugen Sie fettreiche Käsesorten und essen Sie fettreichen Fisch. Fischölkapseln verbessern zusätzlich die Versorgung mit Omega-3-Fettsäuren, auch Leinöl ist ein guter Lieferant.

Eiweiß (Protein)

Die Empfehlung, viel Eiweiß zu essen, ist schon schwieriger umzusetzen, denn es ist gar nicht so leicht, den Eiweißgehalt eines Lebensmittels zu schätzen. Selbst das „Weiße vom Ei", das viele als „Eiweiß" bezeichnen, besteht nur zu 11 Prozent aus Protein!

Um also mindestens 70 bis 80 g Eiweiß täglich zu bekommen, müssen Sie große Mengen proteinreicher Lebensmittel essen. Das wird einem Liebhaber von üppigen Fleischmahlzeiten vielleicht nicht schwerfallen – was aber, wenn Sie im Augenblick weder Fleisch noch Fisch essen mögen oder grundsätzlich lieber vegetarisch leben? Helfen können Ihnen Eiweißpulver oder Sojaflocken, die Sie in Ihre normalen Speisen einrühren können.

Info

Eiweißpulver bekommen Sie in Reformhäusern oder Apotheken.

Wie Sie Ihre Speisen proteinreich zubereiten können

- Eine normale Fleisch- oder Fischmahlzeit enthält etwa 125 g Fleisch oder Fisch, das entspricht 25 g Protein und damit etwa einem Drittel bis einem Viertel Ihres aktuellen Einweißbedarfs.

- Tatar und Hackfleisch lassen sich gut in Soßen oder Suppen verarbeiten; vielleicht schmeckt es Ihnen, selbst wenn Sie Fleisch nicht gern mögen.

- Essen Sie Eier, so oft Sie mögen: als Rührei, Spiegelei, gekocht, zum Binden von Soßen oder eingerührt in Suppen.

- Bereiten Sie sich einen Eiweißdrink zu, z. B. einen Milchshake oder Dickmilchshake mit Obst nach Geschmack, dem Sie etwas Eiweißpulver und Sahne zusetzen – wenn Sie mögen, würzen Sie mit Zimt- oder Vanillepulver.

- Essen Sie zu jeder Mahlzeit, auch zwischendurch, Eiweißhaltiges wie Joghurt, Quark oder etwas Käse.

- Geben Sie Sojaflocken oder Eiweißpulver in Suppen, Soßen, Joghurt und auch Getränke, z. B. Gemüsesäfte.

- Haferflocken (eventuell Schmelzflocken) zu Joghurt, Quark oder Brühe verbessern die Bekömmlichkeit, helfen bei Magen- oder Darmbeschwerden und liefern hochwertiges Eiweiß.

- Kartoffeln (als Brat- oder Pellkartoffeln) mit Kräuterquark (und Leinöl) liefern – neben dem Fett – hochwertiges Eiweiß; bei Bedarf fügen Sie etwas Eiweißpulver hinzu.

- Auch Hülsenfrüchte sind eine gute Eiweißquelle (bitte auf die Bekömmlichkeit achten!).

Tabelle 7: Eiweißreiche Lebensmittel (Durchschnittswerte)

Lebensmittel	Proteingehalt g/100 g
Eiweißpulver	80,0
Sojaflocken	40,0
Harzer Käse	30,0
Leinsamen	24,4
Gouda	24,0
Brie (50 % Fett i. Tr.)	21,0
Fisch	20,0
Fleisch	20,0
Bohnen, gekocht (Konserve)	14,0
Hüttenkäse, 20 % Fett i. Tr.	12,6
Getreideflocken (Hafer, Weizen)	12,0
Quark	11,0
Hirse	10,0
Linsen, gekocht	8,0
Tofu	8,0
Frühstücksei (54 g)	7,0
Erbsen, gekocht (Konserve)	5,0
Milch/Joghurt	3,5
Crème fraîche	2,5
Kartoffeln	2,0

Milchprodukte

Vielfach wird behauptet, dass Milch nur für Säuglinge nützlich sei, für Erwachsene dagegen schädlich. „Bewiesen" wird das mit der Behauptung, erwachsene Tiere tränken schließlich auch keine Milch.

In Wahrheit leisten jedoch Milch und Milchprodukte einen wertvollen Beitrag zur menschlichen Ernährung: Sie liefern hochwertiges Eiweiß, ein Spektrum wichtiger Fettsäuren und helfen – besonders in gesäuerter Form als Joghurt, Kefir oder Quark, das Immunsystem zu stärken. Daneben enthalten sie Vitamine (A und B2) und Mineralien wie Kalzium, das für den Bau und die Stabilität der Knochen wichtig ist.

Dank einer Reihe von tumorbekämpfenden Substanzen in der Milch hat ein Autor[11] sogar „die hilfreiche Rolle von Kühen in der Krebsbekämpfung" humorvoll betont.

Auf einen Blick

Essen Sie reichlich eiweißreiche Lebensmittel und verwenden Sie, so oft Sie mögen, Sojaflocken und Eiweißpulver.

Kohlenhydrate

Praktische Tipps, wie viele und welche Kohlenhydrate Sie essen sollten, scheinen die schwierigsten zu sein, denn letztendlich enthalten alle pflanzlichen Lebensmittel Kohlenhydrate – und gerade die sind es, die uns mit Vitaminen, Mineralien und sekundären Pflanzenstoffen versorgen. In Süßigkeiten wie in Schokolade oder Kuchen versteckt, verkörpern Kohlenhydrate Genuss und Lebensqualität.

Die Empfehlung lautet, dass Sie pro Tag rund ca. 200 g Kohlenhydrate essen können und sollen.

Folgende Tabelle (Tabelle 8) zeigt beispielhaft einen Ernährungsplan für einen Tag mit rund 200 g Kohlenhydraten. Bitte halten Sie diese Zusammenstellung nicht für den idealen Tagesplan, er soll Ihnen nur ein Gefühl für die Größenordnung geben! Brotbelag, Soßen, Fleisch usw. sind nicht aufgeführt, weil sie hierbei als Kohlenhydratträger keine Rolle spielen!

---

[11] Zit. in: Holm, E.: Stoffwechsel und Ernährung bei Tumorerkrankungen, Thieme 2007

Tabelle 8: Tagesplanbeispiel mit rund 200 g Kohlenhydraten
(ohne Fett und Eiweiß)

Lebensmittel (Auswahl)	Kohlenhydrate in g
Frühstück	
Haferflocken, 2 Esslöffel zum Müsli	16
Himbeeren, 125 g	25
Zwischendurch	
Bauernbrot , 1 Scheibe	21
Mittagessen	
Kartoffeln, 2 Stück	18
(alternativ: Nudeln, 50 g roh)	36
Möhren, 150 g (oder andere Gemüse)	9
Brokkoli, 200 g (oder andere Gemüse)	6
Zwischendurch	
Toastbrot, 1 Scheibe	20
Konfitüre	12
1 Apfel (mittelgroß)	15
1 Champagnertrüffel	7
Abendessen	
Grahambrot (Vollkornbrot), 1 Scheibe	15
Tomaten, 200 g	6
Chicorée, 200 g	2
Spätmahlzeit	
Haselnüsse, 10 Kerne	1
1 Kiwi	9
Summe	181
(Alternative Nudeln	199)

Zur Erinnerung: Kohlenhydrate, z. B. Stärke oder Mehl, werden im Darm enzymatisch zu Zucker (Glukose) gespalten. Wie schnell diese Stärke im Darm zu Glukose abgebaut wird, hängt jeweils von den Lebensmitteln und ihren Inhaltsstoffen ab. Befindet sich die Stärke zum Beispiel in einem ballaststoffreichen Nahrungsmittel wie Vollkornmehl, brauchen die Verdauungsenzyme wesentlich länger als bei weißem Mehl, um die Stärke aufzuspalten und damit den

Zucker freizusetzen, der erst dann vom Körper aufgenommen werden kann.

 Resorption von Zucker

Ein Stück Zucker wird schnell und ohne große Verdauungsarbeit resorbiert. Essen wir hingegen ein Brötchen mit Butter, müssen die Verdauungsenzyme erst einmal das Mehl aufspalten und die Resorption dieses Zuckers wird nun zusätzlich durch das Butterfett deutlich verzögert. Besteht das Brötchen aus Vollkornmehl, verlängert sich die Resorptionszeit noch einmal und gleichzeitig wird sogar weniger Zucker aufgenommen. Der Grund: Die unverdaulichen Ballaststoffe aus dem Vollkornmehl wirken wie eine Barriere und verringern die Zuckeraufnahme.

Lebensmittel oder auch ganze Mahlzeiten kann man nach der Resorptionsgeschwindigkeit von Zucker bewerten: je langsamer, desto besser. Man bezeichnet dies als „glykämischen Index" – je niedriger der glykämische Index, desto besser ist das Lebensmittel geeignet.

Auch bei einer Krebserkrankung ist es wichtig, die kohlenhydrathaltigen Lebensmittel so auszuwählen, dass sie langsam resorbiert werden. Andersherum ausgedrückt: Der Blutzucker soll möglichst konstant bleiben und nicht plötzlich in die Höhe schnellen.

Zur Erinnerung

Ein hoher Blutzuckerspiegel bewirkt einen Anstieg des Insulins, wodurch das Wachstum eines Tumors angeregt werden kann.

Tipps, wie Sie Zucker einsparen können

- Um den Zucker, den Sie täglich verzehren, im Auge zu behalten, sollten Sie besonders bei vorgefertigten Lebensmitteln auf die Zutatenliste achten. Viele Lebensmittel enthalten mehr Zucker, als die Zutatenliste glauben machen will[12]. Die Behauptung „ohne Zuckerzusatz" bedeutet nämlich noch lange nicht, dass kein Zucker zugesetzt wurde. Im Gegenteil, in vielen Lebensmitteln – sogar in herzhaften oder pikanten wie Krautsalat oder Soßen – ist reichlich Zucker enthalten, allerdings ist er nicht leicht als solcher zu erkennen, denn Zucker hat viele Namen!

- Verwenden Sie Marmelade mit einem hohen Fruchtgehalt (d. h. weniger Zucker).
- Essen Sie Naturjoghurt, den Sie mit Obst (gedünstet, frisch, Babygläschen) „süßen" können und geben Sie Leinsamen oder andere Ballaststoffe als „Bremse" hinzu.
- Wenn Sie selbst backen: Reduzieren Sie die im Rezept angegebene Zuckermenge um ein Drittel oder die Hälfte – der Kuchen schmeckt immer noch sehr gut.
- Verwenden Sie aromatische Gewürze wie Zimt oder Vanille anstelle von Zucker; auch eine Prise Chili oder Kardamom schmeckt in Süßspeisen – und nicht nur dort.
- Süßen Sie Ihren Kaffee oder Tee schrittweise immer weniger – nach einer Weile werden Sie keinen Unterschied merken.
- Bevorzugen Sie Schokolade mit einem hohen Kakaogehalt.

Noch etwas sollten Sie beachten: Fructose (Fruchtzucker) wird oft als „gesunder Diabetikerzucker" bezeichnet, weil sie den Insulinspiegel nicht beeinflusst. Daher wird Fructose auch für Krebspatienten als „gesunde Alternative" zu Glucose empfohlen. Neuere Untersuchungen deuten jedoch darauf hin, dass auch Fructose das Krebsgeschehen ungünstig beeinflussen kann und außerdem in den Leber- und Fettstoffwechsel eingreift und die Entstehung von Gicht fördert.

Das bedeutet nun aber nicht, dass Sie etwa auf Obst und Früchte verzichten sollen, die Ihnen wichtige Nährstoffe liefern (⸱⸱⸰ Seite 57).

> **! Wichtig zu wissen**
>
> Die vielen Namen von Zucker:
>
> Fructose, Fruchtzucker, Traubenzucker, Raffinose, Glucose-Sirup, Fruktose-Sirup, Glucose-Fructose-Sirup, Traubensüße, Dextrose, Sukrose, Saccharose, Süßmolkenpulver, Fruchtsüße, Kandis, Melasse, Laktose (Milchzucker), Invertzucker(sirup), Maltose, Malzzucker, Maltodextrin, Polydextrose.

[12] „Marktcheck" 2013 Verbraucherzentrale , im Internet unter: www.vzbv.de/12042.htm

Empfehlungen, wie Sie geeignete Kohlenhydrate verwenden können:

- Nehmen Sie die Tabelle 8 (⋯⋗ Seite 52) als Hilfe, um Ihre tägliche Menge an Kohlenhydraten abzuschätzen.
- Essen Sie möglichst Vollkornbrot. Das muss nicht unbedingt Körnerbrot sein – fein vermahlenes Vollkornbrot ist besser bekömmlich. Aber Achtung: Wenn Sie Vollkornbrot nicht vertragen und davon Übelkeit, Bauchschmerzen oder Durchfälle bekommen, sollten Sie besser Weißbrot (vielleicht getoastet) essen!
- Vollkornnudeln und ungeschälter Reis sind eine gute Alternative, aber auch hier gilt: Nur bei guter Bekömmlichkeit, sonst verwenden Sie die klassischen Nudel- oder Reissorten.
- Haferflocken, Leinsamen etc. enthalten langsam resorbierbare Kohlenhydrate und verbessern die Bekömmlichkeit von Joghurt und Quark. Sie eignen sich auch als Bindemittel in herzhaften Suppen oder Brühen.
- Wählen Sie die Gemüsearten, die Ihnen bekommen und schmecken. Bereiten Sie sie mit reichlich Butter oder Sahne zu. Übrigens, auch Kartoffeln zählen zum Gemüse!
- Wählen Sie die Obstsorten, die Ihnen bekommen und schmecken. Essen Sie ein paar Nüsse dazu und geben Sie auf einen Obstsalat etwas Schlagsahne. Wenn Ihnen frisches Obst nicht bekommt, dünsten Sie es ein wenig, versuchen Sie es mit Babykost oder „Smoothies", das ist püriertes Obst, das Sie fertig kaufen können.
- Wenn Sie einmal Appetit auf ein Stück Kuchen haben – genießen Sie ihn, am besten mit Sahne! Das Gleiche gilt für Schokolade: Idealerweise essen Sie Schokolade mit hohem Kakaogehalt, wenn Sie diese nicht mögen, darf es auch mal Milchschokolade, ein Champagnertrüffel oder eine andere süße Verführung sein.

Auf einen Blick

Entscheiden Sie selbst, welches Gemüse, Obst und welche Vollkornprodukte Sie vertragen. Essen Sie mit Appetit und Genuss und ohne schlechtes Gewissen alles, was Ihnen schmeckt und bekommt, auch einmal „Ungesundes". Ein Stück Kuchen oder ein bisschen Schokolade werden Ihnen keinen Schaden zufügen, sondern im Gegenteil Freude bereiten und dazu beitragen, Ihre Lebensqualität zu verbessern: *„Es gibt niemanden, der nicht isst und trinkt, aber nur wenige, die den Geschmack zu schätzen wissen."* (Konfuzius) Also: Genießen Sie – auch hin und wieder kleine Sünden!

Sekundäre Pflanzenstoffe: Mikronährstoffe mit großer Wirkung

Fette, Eiweiß und Kohlenhydrate essen wir in größeren Portionen, die durchaus über 100 g und mehr am Tag liegen können und deshalb auch als „Makronährstoffe" bezeichnet werden. Die Substanzen, die Sie nun kennenlernen werden, entwickeln ihre Wirkung bereits in kleinsten Konzentrationen, nämlich Milligramm bis Mikrogramm. Diese besonderen Mikronährstoffe werden als „bioaktive" oder „sekundäre" Pflanzenstoffe bezeichnet und finden sich vorwiegend in Gemüse und Obst, aber auch in Kräutern und Gewürzen.

Granatapfel, Zitrusfrüchte, Kurkuma – die meisten der Lebensmittel mit besonderer Wirkung gegen Krebs versprechen einen besonderen Genuss, sind sie doch wunderschön bunt und duftend. Dafür sorgen natürliche pflanzliche Farbstoffe und Aromen – nicht zu verwechseln mit „künstlichen" Farb- und Aromastoffen, die industriell erzeugten Lebensmitteln zugefügt werden.

Diese natürlichen Aromastoffe hat die Natur nicht in unsere Lebensmittel eingebaut, um uns Menschen zu verlocken und unseren Appetit anzuregen. Vielmehr dienen sie den

Abbildung 1: Krebshemmende Wirkung von Nährstoffen[12]

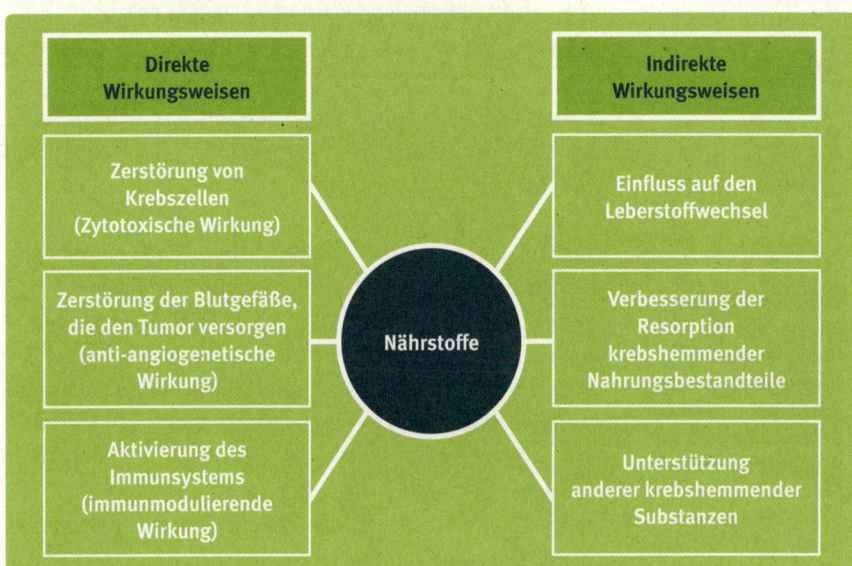

Pflanzen selbst als Lockstoffe für Insekten oder um Fressfeinde abzuhalten. Aber auch für uns haben diese Duft- und Farbstoffe zusammen mit anderen Nahrungsbestandteilen eine große Bedeutung in unserer Ernährung. Da sie gerade bei Krebserkrankungen heilende oder schützende, geradezu pharmakologische Reaktionen bewirken, bezeichnen Prof. Béliveau und Dr. Gingras[13] sie als „Nutrazeutika" – zusammengesetzt aus Nutrition (Ernährung) und Pharmazeutikum (Arzneimittel). Daraus leiten sie ihre **„Nutratherapie"** ab (s. Abb. 1).

Die Nutratherapie, also die „Behandlung" von Krebserkrankungen mithilfe spezieller Lebensmittel, greift über verschiedene Mechanismen hemmend in den Tumorstoffwechsel ein und stärkt das Immunsystem. Sie kann z. B. in einigen Fällen die Wirkungsweise von Chemotherapien verbessern, wirkt antibakteriell, zerstört freie Radikale durch ihre Wirkung als Antioxidans und liefert Antiöstrogene. Man vermutet noch viele weitere Wirkungen, die im Detail noch erforscht werden

Spezielle Lebensmittel können die Heilung unterstützen

[13] nach: Béliveau, Richard und Denis Gingras: Krebszellen mögen keine Himbeeren, Kösel-Verlag 2007

müssen. Allerdings kann nicht immer eindeutig unterschieden werden, ob eine Substanz vorbeugend wirkt oder tatsächlich aktiv in den Stoffwechsel der Tumorzelle eingreift.

Fast alle der bisher etwa 10.000 bekannten bioaktiven Substanzen oder „sekundären Pflanzenstoffe" sind pflanzlichen Ursprungs.

Bisher können diese sekundären Pflanzenstoffe bis auf wenige Ausnahmen noch nicht synthetisch hergestellt werden – und wenn, dann besitzen diese nicht die gleiche intensive Wirkung. Man vermutet daher, dass sie ihre volle Wirksamkeit erst richtig im Zusammenspiel mit anderen, verwandten Substanzen im Lebensmittel entfalten.

Idealerweise bedienen Sie sich also viel und abwechslungsreich aus dem Obst- und Gemüsekorb der Natur und kombinieren Obst- und verschiedene Gemüsesorten miteinander, denn auch das steht fest: Ein Lebensmittel allein enthält nicht alle sekundären Pflanzenstoffe.

Im Folgenden finden Sie einige sekundäre Pflanzenstoffe, die besonders bei Krebserkrankungen wichtig sind. **Eine wichtige Information vorab:** Bitte verwenden Sie keine Nahrungsergänzungsmittel, die z. B. Konzentrate von bioaktiven Substanzen oder hochdosierte Vitamine enthalten!

> **Wenn Sie sich einer Chemo- oder Strahlentherapie unterziehen, fragen Sie Ihren Arzt oder Ernährungstherapeuten auch danach, welche Lebensmittel Sie besser meiden sollen. Einige der Inhaltsstoffe könnten die Wirksamkeit der Therapien reduzieren. Informationen dazu bekommen Sie auch beim Universitären Centrum für Tumorerkrankungen in Frankfurt (UCT) ⋯➔ Adresse im Anhang, Seite 237).**

Polyphenole

Sie sind für die herrliche Laubverfärbung im Herbst und für die verlockenden Farben von Beeren oder verschiedenen Gemüsesorten wie Paprika oder Tomaten verantwortlich. Unter diesem Begriff werden eine Reihe chemisch verwandter Substanzen zusammengefasst, wie z. B. die Anthocyane, die Früchte rot, rosa, lila, orange oder blau färben, oder Flavonoide, die eine gelbe oder orangefarbene Färbung bewirken.

Polyphenole

- greifen in den Stoffwechsel von Tumorzellen ein, indem sie bestimmte Enzyme hemmen und so das Wachstum der Zellen stoppen,
- forcieren den programmierten Zelltod (Apoptose),
- stoppen die Neubildung von Blutgefäßen, die die Tumorzelle zu ihrer eigenen Versorgung auf Kosten des Körpers bildet,
- haben Reparaturfunktion,
- wirken stärkend auf das Immunsystem,
- wirken entzündungshemmend und antibakteriell.

Granatäpfel haben den höchsten Polyphenolgehalt, den man bisher in einer Frucht gefunden hat. Granat- oder Paradiesäpfel gelten als besonders wirksam gegen Prostatakrebs, aber auch gegen weitere Tumorarten.

 Tipp

Trinken Sie hin und wieder ein Glas Granatapfelsaft.

Auch **grüner Tee** ist reich an Polyphenolen; hier sind es die „Catechine", die ebenfalls die Neubildung von Blutgefäßen zur Versorgung der Tumorzellen verhindern. Idealerweise soll der Tee 10 Minuten ziehen, damit die Wirkstoffe gelöst werden.

 Tipp

Probieren Sie einmal grünen Tee mit Jasminblüten, der ein köstliches, blumiges Aroma besitzt.

Leuchtend gelb ist **Kurkuma** (Gelbwurz), das als Hauptbestandteil dem Curry seine Farbe gibt. Verantwortlich dafür ist das Curcumin, das die Streuung von Krebszellen verhindern und die Wirksamkeit des Chemotherapeutikums Paclitaxel (aus der Gruppe der Taxane) verbessern soll. Gleichzeitig mindert es die üblen Nebenwirkungen. Curcumin soll außerdem die Demenz bei Alzheimererkrankungen verlangsamen und entzündungshemmend wirken.

Kurkuma schmeckt leicht bitter und eignet sich für viele Speisen wie zum Beispiel Rühreier oder zum „Färben" von Reis. Curry ist eine aromatische Mischung unterschiedlicher Gewürze und kann daher ganz verschieden schmecken. Es gibt scharfe, mittelscharfe und milde Variationen, die Sie je nach Ihrem persönlichen Geschmack wählen können. Zusammen mit **Kokosmilch** gibt Curry vielen Speisen einen leicht exotischen Geschmack.

Gelb-orange sind auch die **Zitrusfrüchte**, die mehr als 60 verschiedene, hochwirksame Polyphenole enthalten, darunter Flavanone sowie Terpene. Das sind ätherische Öle, die für den Geruch und Geschmack der Früchte verantwortlich sind. Diese Terpene geben Minzöl und Lavendel ihr Aroma und sind zum Beispiel auch in Erdbeeren, Himbeeren und Walnüssen zu finden. Terpenen wird ein hohes antikanzerogenes (krebshemmendes) Potenzial zugeschrieben.

Im Vergleich zur bunten Vielfalt der genannten Obst- und Gemüsesorten und den Gewürzen erscheint die Familie der Kreuzblütler, zu denen alle bekannten **Kohlsorten** gehören, zwar eher farblos, aber sie hat es in sich: hochwirksame Polyphenole mit einer besonderen Stoffgruppe, den Glucosinolaten oder Senfölen.

Das sind schwefelhaltige Verbindungen, die dem Kohl, aber auch **Rettich, Kresse, Meerrettich, Rauke, Radieschen oder Senf** ihren scharfen Geschmack – und manchmal unangenehmen Geruch – geben. Durch Zerschneiden oder Kauen werden diese Glucosinolate enzymatisch aufgespalten und damit aktiviert. Allerdings sind alle Glucosinolate wasserlöslich, so dass langes Kochen in Wasser die Konzentration stark verringert. Sulforaphan, eine in der Krebsbekämpfung hochwirksame Substanz, ist in **Brokkoli** besonders hoch konzentriert. In allen Kohlsorten, allen voran **Brokkoli und Rosenkohl**, finden sich darüber hinaus Phytohormone, die eine antiöstrogene Wirkung (⋯⇥ Seite 81) haben.

So wird Kohl bekömmlicher

- Blanchieren Sie den Kohl kurz in kochendem Wasser.
- Bereiten Sie Kohl mit Kümmel-, Anis- oder Fenchelsamen zu.

Tipp

Die Schale von ungespritzten Zitronen, in feine Streifen geschnitten, gibt Speisen ein unvergleichliches, frisches Aroma.

- Legen Sie beim Garen einige Scheiben Brot auf den Kohl und schließen Sie den Topf mit einem Deckel – das nimmt auch den unangenehmen Kohlgeruch. Das Brot werfen Sie anschließend weg.

Kohl gilt nicht zuletzt als schwer verdaulich, weil er gerne mit Speck, Mettwurst und Ähnlichem zubereitet wird. Probieren Sie stattdessen zum Beispiel

- in Butter gedünsteten Brokkoli mit gerösteten Mandelblättchen,
- Weiß- oder Spitzkohl mit Äpfeln und Curry (oder Kurkuma) gedünstet, mit Kokosmilch und/oder Sahne angerichtet (wenn Sie mögen, fügen Sie eine Handvoll Rosinen dazu),
- Rotkohl mit Äpfeln und fein geriebenem Ingwer,
- Wirsing in einer Pfeffersoße mit Crème fraîche,
- Spitzkohl der Länge nach geviertelt in reichlich Butter leicht gebraten (eventuell vorher blanchieren).

Die Wirksamkeit von **Knoblauch** und **Zwiebeln** beruht ebenfalls auf Schwefelverbindungen, die außerdem den scharfen Geschmack und strengen Geruch erzeugen. Es ist das Allicin, das aus dem fast geruchlosen Alliin durch Zerkleinern (Kauen, Schneiden) gebildet wird. Bereits im Magen entwickelt das Allicin seine keimtötende Wirkung, die bis in den Darm hinein wirkt. Selbst in kleinsten Konzentrationen kann es eine große Menge unterschiedlicher, krankmachender Bakterien abtöten. Gelangt es aus dem Darm durch Resorption in den Körper, wird das Allicin im Stoffwechsel weiter verändert und entfaltet auch hier seine antibakterielle Wirkung. Darüber hinaus wirkt es als Antioxidans und damit hemmend auf das Tumorwachstum.

Schokolade ist zwar eher ein Genuss- als ein Lebensmittel, dennoch enthalten auch **Schokolade** und **Kakaopulver** Polyphenole, allerdings nur, wenn der Kakaogehalt über 70 Prozent liegt.

Tipp

Selbst wenn Sie lieber Milchschokolade mögen, probieren Sie einmal die bitteren Schokoladensorten, die es in interessanten Sorten gibt, z. B. mit Chili oder Minze.

Betacarotinoide

Eine verlockend rote Frucht mit krebsvorbeugender Wirkung ist die **Tomate,** deren Farbe durch Lycopin entsteht. Lycopin gehört zu den Betacarotinoiden, von denen man bis heute etwa 800 verschiedene Formen kennt. Im Gegensatz zu den zuvor genannten sekundären Pflanzenstoffen entfaltet Lycopin seine volle Wirkung erst in gekochtem Zustand. Das bedeutet, dass Dosentomaten eine höhere Konzentration haben als zum Beispiel ein Tomatensalat (⸱⸱⸱➔ Tabelle 9).

Tabelle 9: Lycopingehalt von Tomatenprodukten

Produkt	Lycopingehalt (Mittelwerte)
Tomatenmark	62 mg/100 g
Dosentomaten	10 mg/100 g
Tomaten, frisch	4–6 mg/100 g

Da Lycopin wie alle Betacarotine fettlöslich ist, sollten Sie frische Tomaten wie auch Tomatensoße mit Öl zubereiten oder mit Käse, Sahne, Hackfleisch oder anderen fetthaltigen Lebensmitteln zusammen essen.

Tipp

Nutzen Sie die Farbenpracht von Obst und Gemüse: Zaubern Sie sich einen gesunden Regenbogen auf den Teller.

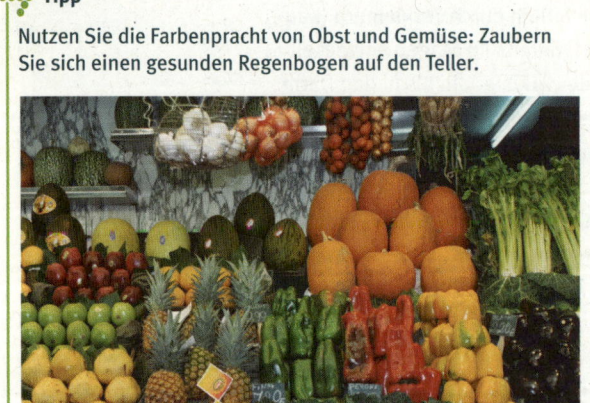

Phytohormone

Ganz besonders bei hormonabhängigen Erkrankungen wie Brust- oder Prostatakrebs ist **Soja** mit seinen Phytohormonen (Phyto = Pflanze) hoch wirksam. Bei hormonrezeptorpositiven Formen von Brustkrebs zum Beispiel bildet der Körper zu viele Sexualhormone, wie zum Beispiel Östrogene. Diese docken sich an bestimmte Rezeptoren der Krebszelle an und bilden einen Hormon-Rezeptor-Komplex, der die Tumorzellen anregt, sich mehr und mehr zu teilen. Die übermäßige Bildung dieses Komplexes ist eine der wichtigsten bekannten Ursachen für die Entstehung von Brustkrebs.

Phytohormone (Isoflavonoide) der Sojabohne, besonders Genistein oder Daidzein, ähneln in ihrer Struktur den Sexualhormonen, so dass sie anstelle der Hormone die Rezeptoren besetzen und damit inaktivieren können. Vergleichbar, allerdings wesentlich stärker, wirkt zum Beispiel das Antihormon Tamoxifen, das aufgrund dessen zu den „selektiven Östrogen-Modulatoren" (SERM) zählt.

Phytohormone finden sich nicht nur in Soja und Sojaprodukten wie Sojamehl oder Tofu, sondern auch in Hülsenfrüchten wie Bohnen, Linsen oder Kichererbsen sowie in Vollkornprodukten und als Lignane in Leinsamen.

> **! Wichtig zu wissen**
>
> Bitte verwenden Sie **keine Nahrungsergänzungsmittel** mit Isoflavonen (Phytohormone z. B. aus Soja oder Rotklee), besonders dann nicht, wenn Sie eine Antihormontherapie machen – es sei denn, Ihr Arzt hat sie ausdrücklich empfohlen! Natürliche Lebensmittel, die Phytohormone enthalten, können Sie essen.

Vitamine

Auch einige Vitamine, z. B. C und E sowie wie Betacarotin (Lycopin, Seite 61), haben neben ihren „normalen" Wirkungen als Vitamine auch antioxidative Eigenschaften und gehören damit auch zur Gruppe der „bioaktiven Substanzen". Ganz besondere Bedeutung besitzt das Vitamin D3: Es soll das Tumorwachstum unterdrücken und ein Schutz vor

Brust- und Darmkrebs wird von vielen Forschern als wahrscheinlich angesehen, allerdings sind weitere Studien nötig, um genauere Angaben über die Dosis machen zu können.

Wie für die sekundären Pflanzenstoffe gilt auch für Vitamine, dass sie keine Einzelkämpfer sind, sondern ihre volle Wirksamkeit erst im Zusammenspiel mit anderen Lebensmittelinhaltsstoffen entfalten.

> **! Wichtig**
>
> Auch für Vitamine, ganz besonders A, Betacarotin, C und E gilt:
>
> Nehmen Sie keine Vitamintabletten ein; ihre antioxidativen Eigenschaften können die Wirkung der Chemo- oder Strahlentherapie schmälern. In manchen Fällen kann es sogar nötig werden, dass Sie während der Bestrahlungszeit auf Zitrusfrüchte und andere Obst- und Gemüsesorten mit einem hohen Vitamin-C-Gehalt verzichten müssen.

Ballaststoffe

Mit der nun folgenden Stoffgruppe verlassen wir wieder die Substanzen, die in kleinsten Konzentrationen Großes leisten. **Ballaststoffe** (auch: Faserstoffe) sollten auch Krebskranke idealerweise in größeren Portionen zu sich nehmen – wenn sie sie vertragen!

> **! Gut zu wissen**
>
> Jedes natürliche pflanzliche Lebensmittel enthält Ballaststoffe.

Diese Faserstoffe haben innerhalb der Pflanze unterschiedliche Aufgaben: Einige dienen dem Aufbau der Zellwände oder als Gerüstsubstanz, andere bilden Schleimstoffe oder schützen die Pflanze nach Verletzungen. Daher sind sie in jedem pflanzlichen Lebensmittel vorhanden, je nach Aufgabe in unterschiedlichen Konzentrationen und verschiedenen Zusammensetzungen. Grob unterscheidet man zwischen löslichen und unlöslichen Faserstoffen.

Ballaststoffe haben reinigende und immunstimulierende Funktionen, obwohl sie von unseren Verdauungsenzymen nicht gespalten werden können. Die unlöslichen Ballaststoffe wandern unverändert durch den Darm und erfüllen dabei wichtige Aufgaben:

- Sie verlangsamen die Aufnahme (Resorption) von Glukose durch die Darmwand in den Organismus und verhindern damit einen schnellen Blutzuckeranstieg (⤳ Seite 53).
- Sie stärken das Immunsystem – zusammen mit verschiedenen Zellen und Strukturen der Darmwand macht die Darmflora etwa 70 Prozent unseres Immunsystems aus (weitere Informationen zum Immunsystem und der Rolle des Darms finden Sie auf Seite 199).
- Sie binden Wasser und wirken so wie ein Putztuch oder Schwamm: Sie absorbieren unerwünschte Abfallstoffe aus der Nahrung und dem Stoffwechsel und werden zusammen mit dem Stuhl ausgeschieden. Dadurch wird der Kontakt zwischen Darmwand und möglichen Schadstoffen wie Allergenen oder Karzinogenen verringert.

Tabelle 10: Ballaststoffe in Lebensmitteln

	Substanz	Hauptsächlich vorhanden in
lösliche Ballaststoffe (Präbiotika)	Pektin, Inulin, Oligofruktose, lösliche Hemizellulose	Obst und Gemüse, Zwiebeln, Knoblauch, Topinambur, Kohl, Zichorienwurzel, Johannisbrotmehl, Psyllium (Flohsamenschalen), Leinsamen, Chufas Nüssli (Erdmandelflocken)
unlösliche Ballaststoffe	Zellulose, Lignin, unlösliche Hemizellulose	Getreide, Vollkornprodukte, Hülsenfrüchte, Leinsamen, Chufas Nüssli (Erdmandelflocken), Kleie

■ Die löslichen Ballaststoffe (oder Präbiotika) hingegen werden von den Darmbakterien abgebaut, wobei kurzkettige Fettsäuren, wie z. B. Buttersäure (Butyrat), entstehen, die die Darmzellen mit Energie versorgen und zum Wachstum anregen. Auch Darmbakterien selbst ernähren sich von diesen Fettsäuren. Butyrat hemmt darüber hinaus das Tumorwachstum, so dass den löslichen Faserstoffen auch eine krebsschützende Wirkung zugesprochen wird.

! Wichtig

Ballaststoffe können leicht blähend wirken. Steigern Sie die Dosis langsam, am besten beginnen Sie mit den wasserlöslichen Faserstoffen.

Seien Sie besonders vorsichtig nach Operationen im Magen-Darm-Trakt (⤏ Seite 179).

Probiotika

Zu den Lebensmitteln mit besonderer Wirkung zählen auch die „Probiotika" (pro = für, Bios = Leben). Sie selbst gehören nicht zu den „sekundären Pflanzenstoffen", enthalten aber spezielle Mikroorganismen (vor allem Milchsäurebakterien), die entweder natürlich vorkommen oder industriell hergestellten Lebensmitteln zugesetzt werden. Viele von ihnen produzieren Milchsäure, die wiederum zu den bioaktiven Substanzen gehört.

Aber auch die Bakterien selbst haben, zusammen mit der Milchsäure, wichtige Aufgaben in unserem Körper. Da sie nicht von der Magensäure zerstört werden, wandern sie unbeschadet durch den Verdauungstrakt und verbessern im Darm das mikrobielle Gleichgewicht, d. h., sie verdrängen krankmachende Bakterien. Gleichzeitig stimulieren sie damit das Immunsystem. Sie helfen bei Durchfällen, Verstopfung und anderen Darmerkrankungen und haben sogar krebshemmende Eigenschaften. Allerdings ist bis heute noch nicht bekannt, wie genau ihre Wirkungsweise ist. Man weiß aber, dass diese Lebensmittel regelmäßig verzehrt werden müssen, damit überhaupt eine Wirkung erreicht werden kann.

Lebensmittel mit natürlich vorkommender Milchsäure (die Milchsäuregärung ist eine der ältesten Methoden zur Haltbarmachung von Lebensmitteln – und das ganz ohne Nährstoffverlust!):

- Joghurt, Quark, Kefir, Buttermilch, Dickmilch, saure Sahne,
- Sauerkraut, andere milchsauer eingelegte Gemüse, wie Gurken, Rote Bete, Bohnen oder Ingwer.

Probiotika werden heute auch verschiedenen Lebensmitteln zugesetzt, z. B. Milchprodukten („probiotischer Joghurt"), aber auch Wurstwaren oder Käse. Diese werden als „funktionelle Lebensmittel" („functional food") bezeichnet. Allerdings ist die Konzentration der Bakterien in probiotischen Lebensmitteln, also wie viele Bakterien pro Gramm Lebensmittel enthalten sind, nicht festgelegt – schließlich sind es ja keine Arzneimittel, für die genaue Daten über Dosis und Wirkungsweise angegeben werden müssen. Auch haben diese Bakterienstämme nicht selten werbewirksame, wohlklingende Phantasienamen. Es bleibt Ihnen (und Ihrem Geldbeutel) überlassen, ob Sie diese „funktionellen Lebensmittel" verzehren möchten.

Tipp

Essen Sie gesäuerte Milchprodukte möglichst frisch, denn je früher vor dem Mindesthaltbarkeitsdatum, umso mehr Milchsäurebakterien sind enthalten. Das gilt auch für industriell gefertigte Probiotika.

Info

Als „functional food" bezeichnet man Lebensmittel, die einen positiven Einfluss auf Gesundheit und Wohlbefinden haben und Krankheitsrisiken reduzieren sollen. Sie sind aber nicht zur gezielten Behandlung von Krankheiten vorgesehen und unterliegen daher nicht den strengen Prüfkriterien wie Arzneimittel.

Probiotische Arzneimittel dagegen enthalten verschiedene, medizinisch wirksame Bakterienstämme mit definierten Konzentrationen und werden bei bestimmten Indikationen gezielt eingesetzt, beispielsweise nach einer Antibiotika- oder Chemotherapie. Bitte verwenden Sie diese Medikamente nicht ohne Rücksprache mit Ihrem Arzt, auch wenn Sie sie rezeptfrei bekommen. Seien Sie ganz besonders vorsichtig, wenn Ihr Immunsystem geschwächt ist oder Sie längere Zeit ausschließlich parenteral, also „künstlich" ernährt worden sind.

Auf einen Blick

Essen Sie – eine gute Bekömmlichkeit immer vorausgesetzt:

- **Buntes Obst und Gemüse** von A (Aubergine) über K (Kohl) bis Z (Zwiebel): roh, gekocht, gedünstet, als Salat, Saft oder püriert

- **Ballaststoffe,** lösliche und unlösliche wie Apfelpektin, Leinsamen, Haferflocken, Vollkornbrot

- **milchsaure Lebensmittel** wie Joghurt, Quark oder Kefir – die Sie, um eine gute Wirksamkeit zu erreichen, regelmäßig verzehren sollten

- **Fette**
  - mit Omega-3-Fettsäuren (Fisch) oder Alpha-Linolensäure (Leinöl)
  - mit kurz- und langkettigen Fettsäuren wie in Butter, Plattenfetten und Fleisch
  - MCT-haltige Öle oder Aufstriche, auch Butter
  - Milch und Milchprodukte

- **Protein**
  - Fisch, Fleisch, Eier
  - Milchprodukte
  - zur Ergänzung Eiweißpulver und Sojaflocken

- **Kohlenhydrate**
  - Vollkornprodukte wie Brot, Vollkornnudeln, ungeschälter Reis
  - Gemüse, Obst

Tipps zur einfachen Zubereitung

Sie benötigen kein Kochbuch von Sterneköchen oder Rezepte aus Kochsendungen. Hier ist das Ziel nicht die aufwendige, raffinierte oder komplizierte Zubereitung, sondern leckere, einfache und praktische Gerichte, die Sie ohne Zeitaufwand kochen und nach Ihrem Geschmack und Appetit verändern können.

Gemüse

- Schmelzen Sie Butter, Butterschmalz oder Öl in einem Topf, geben Sie das geputzte, klein geschnittene Gemüse dazu – es darf auch aus der Tiefkühltruhe sein – und lassen Sie es unter leichtem Rühren je nach Bedarf „al dente" bis weich garen. Salzen Sie leicht und geben Sie, wenn Sie mögen, einen Löffel Honig zum Karamellisieren dazu. Gegen Ende gießen Sie mit ein wenig Brühe (z. B. Bio-Brühe) und nach Bedarf Sahne auf.
- Würzen Sie nach Ihrem Geschmack mit Kräutern und Gewürzen, versuchen Sie auch exotische Gewürze wie Ingwer, Kardamom, Zimt oder Kurkuma.
- Sie können die verschiedenen Gemüse auch mit mildem oder kräftigem Käse garen oder überbacken.

Nach diesem Verfahren können Sie jedes Gemüse zubereiten, ob Auberginen, Möhren, Kohlrabi oder Kohl (den Sie wegen der besseren Bekömmlichkeit vorher blanchieren sollten), Chicorée, Fenchel, Paprika oder Zucchini. Sie können auch verschiedene Gemüsesorten miteinander kombinieren, das gibt immer wieder neue Geschmackserlebnisse. Selbst zusammen mit Obst zubereitet, schmecken verschiedene Gemüsesorten sehr gut, z. B. Chicorée mit Bananen oder Möhren mit Äpfeln.

Wenn es Ihnen bekommt und schmeckt, dünsten Sie vorab Knoblauch, Zwiebeln oder Chili und geben erst dann das Gemüse dazu.

Fisch und Fleisch

- Legen Sie einen ganzen Fisch oder Fischfilet auf ein Gemüsebett, beträufeln Sie ihn großzügig mit Zitronensaft und Butter und wickeln ihn zusammen mit Kräutern fest in Alufolie ein. Garen Sie das Päckchen im Backofen – das vermindert auch unangenehme Gerüche. Natürlich können Sie den Fisch auf diese Weise auch ohne Kräuter und Gemüse garen, wenn Ihnen der Geschmack unangenehm ist.
- Ebenso können Sie ohne großen Aufwand Fleisch zubereiten, allerdings dauert die Garzeit länger.
- Wenn Sie kein großer Liebhaber von Fleisch sind: Schneiden Sie Fleisch in feine Streifen oder verwenden Sie Hackfleisch oder Tatar. Kurz in Butter oder Öl braten oder dünsten – das gelingt immer und schmeckt besonders gut mit Gemüse.

Muss es „Bio" sein?

Heute bieten viele Supermärkte ökologisch erzeugte Lebensmittel (Bioprodukte) an. Diese sind im Allgemeinen weniger belastet mit Dünge- und Pflanzenschutzmitteln, allerdings durch die aufwendigere Herstellung auch teurer. An dieser Stelle sei darauf hingewiesen, dass selbstverständlich auch von nicht ökologisch erzeugten Nahrungsmitteln keine Gefahr ausgeht. Welche Produkte Sie in Ihren Einkaufswagen legen, müssen Sie entscheiden – nach Geschmack, Angebot und Geldbeutel.

So erkennen Sie ökologisch erzeugte Nahrungsmittel

Das staatliche, sechseckige „Bio"-Siegel kennzeichnet Produkte, die gemäß der Ökoverordnung für den ökologischen Landbau produziert und kontrolliert wurden. Seit Kurzem gibt es auch ein EU-Biosiegel, das den gleichen Auflagen unterliegt wie das deutsche und in allen europäischen Staaten einheitlich gilt.

Daneben gibt es Anbauverbände, wie z. B. Demeter, Bioland oder Naturland, die sich selbst Auflagen verordnen, die noch über die gesetzlichen hinausgehen und sozusagen „Extra-Bioqualität" erzeugen. Auch einige Supermarktketten haben sich Biosiegel gegeben, die sich an den staatlichen Vorschriften orientieren.

Einige Hersteller verwenden auf den Verpackungen hingegen Begriffe, die Bioqualität suggerieren, aber nicht zwangsläufig halten. So ist zum Beispiel die Kennzeichnung „aus kontrolliertem Anbau" keine Garantie für ökologisch angebaute Erzeugnisse. Die Verbraucherzentralen haben eine Liste zusammengestellt, mit deren Hilfe Sie selbst entscheiden können, ob die Kennzeichnung der Lebensmittel wirklich Qualitätsstandards bedeutet oder ob es sich um reines Marketing handelt (⋯⋕ Tabelle 11, Seite 72).

Tabelle 11: Begriffe zur Kennzeichnung ökologischer Produkte und Fantasiebezeichnungen

Bezeichnungen, die auf ökologischen Landbau hinweisen	VORSICHT: Hier sind erfahrungsgemäß nicht unbedingt Öko-Produkte zu erwarten!
Bio	alternativ
Bio-Anbau	auf Gründünger gewachsen
biologisch	aus umweltschonendem Anbau
biologisch-dynamisch	biologische Schädlingsbekämpfung
kontrolliert ökologischer Anbau	gewachsen ohne Chemie
kontrolliert biologischer Anbau (kbA)	kontrollierter Anbau
ökologische Agrarwirtschaft	naturgedüngt
ökologisch	naturnahe Verfahren beim Umweltschutz
ökologischer Landbau	nicht chemisch behandelt
ökologischer Landbau – EG-Kontrollsystem	nicht gespritzt
organic	ohne Kunstdünger
organisch	umweltverträglich
organisch-biologisch	unbehandelt
	ungespritzt

aus: www.allesoeko.net, Hg. Verbraucherzentrale Bayern e. V., 2010

Fleisch aus Weidehaltung

Auch beim Fleischkauf sollten Sie wachsam sein: Tiere aus Weidehaltung oder/und natürlicher Fütterung sind langsamer gewachsen, und das Fleisch hat daher eine bessere Zusammensetzung (⇢ Seite 44) und schmeckt besser! Ihr Bio-Metzger informiert Sie sicher gerne. Auch das Internet bietet Informationen über die Rinderrassen, die ganzjährig auf der Weide gehalten werden. Geflügel, Lamm- und Schweinefleisch gibt es ebenfalls in guter Bioqualität.

Biofleisch ist an den Bezeichnungen „Öko(logisch)" und „Bio(logisch)" zu erkennen, teilweise in Kombination mit den Zeichen der Verbände des Ökologischen Landbaus oder von Öko-Handelsmarken.

Fleisch aus artgerechter Tierhaltung finden Sie z. B. über die Vertriebswege der Bio-Anbauverbände (www.oekolandbau. de) und die Markenfleischprogramme „Neuland" (www. neuland-fleisch.de) und „Thönes" (www.thoenes.de). Über die genannten Homepages können Sie Einkaufsadressen in Ihrer Region recherchieren.

Saisonal einkaufen

Unabhängig, ob „Bio" oder nicht, wenn Sie für sich und Ihre Familie gesundes Obst und Gemüse verwenden wollen, kaufen Sie der Saison entsprechend ein: Freiland-Erdbeeren gibt es bei uns nun einmal nicht im Februar, das Gleiche gilt für Spargel oder Kopfsalat im Dezember. Diese Waren werden in Gewächshäusern gezogen oder importiert. Abgesehen von Frische und Geschmack enthalten saisonales Freilandobst und -gemüse in der Regel weniger Pflanzenschutzmittelrückstände oder Nitrat. Wenn Sie außerhalb der Saison Appetit auf bestimmte Lebensmittel haben, können Sie bedenkenlos tiefgefrorene Produkte verwenden.

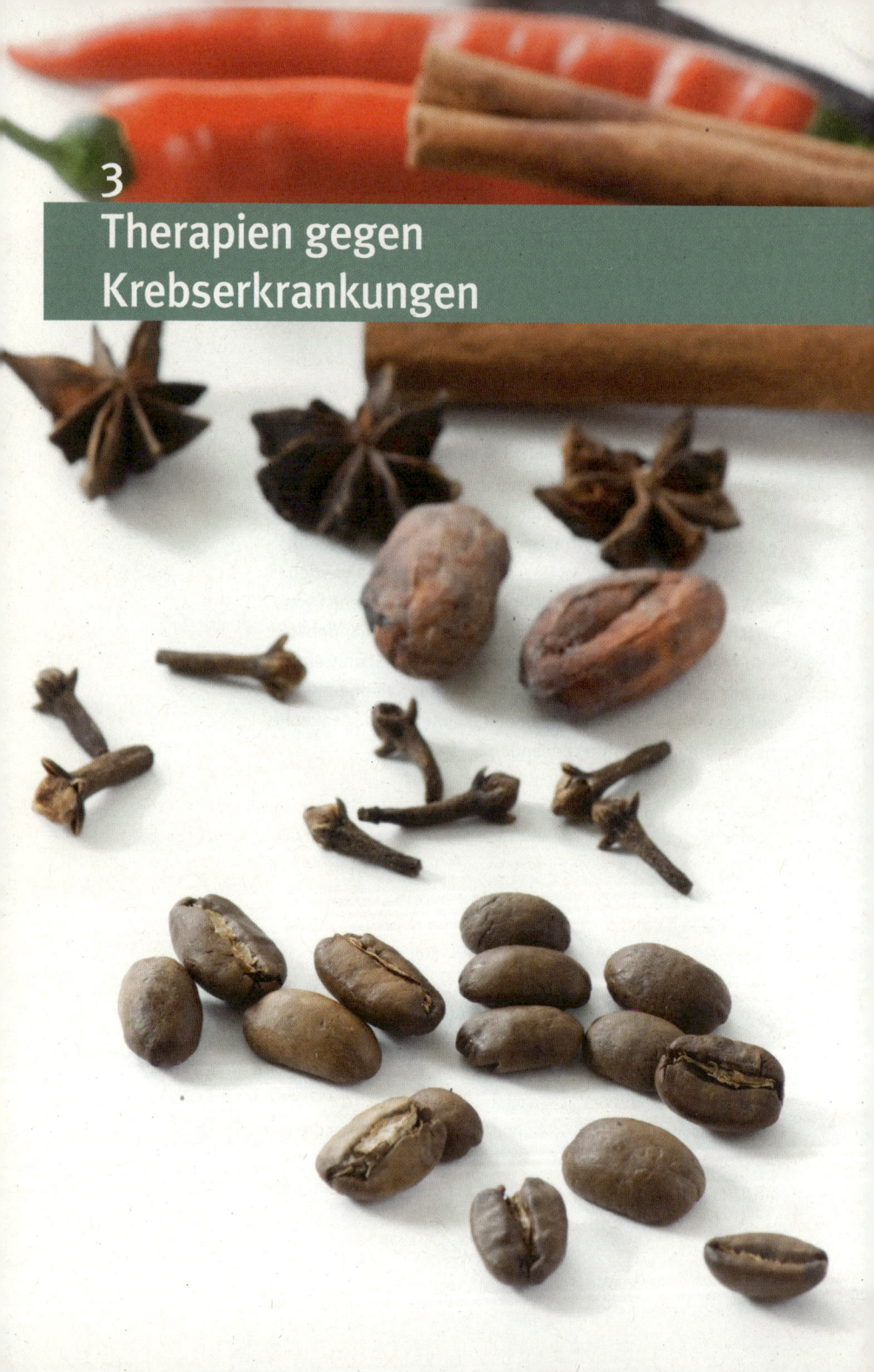

Wirkungsweisen von Therapien

Die Behandlungsmöglichkeiten bei Krebserkrankungen sind so verschieden wie die Krankheit selbst. Ziel einer jeden Therapie ist, den Tumor zu entfernen, seine zerstörerischen Kräfte auszuschalten, die rasante Zellteilung zu unterbinden, seinen zersetzenden Stoffwechsel zu unterbrechen oder seine Nährstoffversorgung zu verhindern.

Die Kenntnis der verschiedenen Zelltypen und ihrer Eigenschaften hat es möglich gemacht, durch speziell entwickelte Substanzen und gezielte Vorgehensweisen die Tumorzellen systematisch zu zerstören, ohne die benachbarten Gewebe und den Körper übermäßig zu belasten. Durch die Kombination verschiedener Therapien miteinander oder nacheinander können die nötigen Eingriffe so gering und schonend wie möglich gehalten werden.

Nicht immer ist es nur „die Chemo", die im Vordergrund einer Behandlung steht, sondern Operationen, Strahlen- und Chemotherapie und wenn nötig eine Antihormontherapie gehören – je nach Erkrankung – zu den Behandlungsmöglichkeiten. Auch die Reihenfolge der Therapien ist von Fall zu Fall unterschiedlich. So kann eine Chemo- oder Strahlentherapie vor einer geplanten Operation durchgeführt werden, um das Tumorgewebe zu verkleinern und damit den Eingriff schonender zu machen. Mediziner sprechen dabei von einer „neoadjuvanten" Therapie (adjuvant = unterstützend). Eine „adjuvante" Strahlen- oder Chemotherapie wird nach einer Operation durchgeführt, um eventuell noch vorhandene Krebszellen abzutöten.

Hinzu kommen weitere, auf bestimmte Eigenschaften und Eigenarten der Krebszellen zielende Therapien. Das können zum Beispiel Blockaden verschiedener Rezeptoren mithilfe monoklonarer Antikörper sein, die das Zellwachstum verhindern: Veränderung des Stoffwechsels der Tumorzelle (z. B. Tyrokinasehemmer), Hemmung der Neubildung von Blutgefäßen, die den Tumor mit Nährstoffen versorgen (Antiangiogenese) oder die Anregung zum programmierten Zelltod (Apoptose). Um Nebenwirkungen zu mildern, werden die Therapien häufig zusammen mit anderen, lindernden Medikamenten durchgeführt.

Einen Überblick über verschiedene Therapien erhalten Sie ab Seite 78.

Leitlinien der evidenzbasierten Medizin

Für Ihre Ärzte gibt es Leitlinien, in denen die wissenschaftlichen Erkenntnisse und Erfahrungen zusammengefasst sind und die sie als Richtschnur für ihre Behandlungsmöglichkeiten benutzen („evidenzbasierte Medizin"). Diese Leitlinien sind jedoch nicht bindend, sondern helfen dem Arzt, die für Sie richtige, individuelle und optimale Therapie zu bestimmen. Der Krebsinformationsdienst (www. krebsinformationsdienst.de) hat weitere, ausführliche Informationen zum Thema.

Da aber selbst die gleiche Krebserkrankung bei verschiedenen Personen unterschiedlich verläuft, gibt es für jede Patientin und jeden Patienten einen individuell zugeschnittenen Behandlungsplan: das Therapieschema. Ausschlaggebend für dieses Schema können zum Beispiel sein:

- Lage und Größe des Tumors
- Eigenschaften des Tumors (z. B. wächst er schnell oder langsam?)
- Sind Lymphknoten befallen?
- Sind Metastasen vorhanden?

Hinzu kommen wichtige persönliche Parameter:

- Geschlecht, Größe, Gewicht und Alter
- Weitere Erkrankungen wie Diabetes, Herz-Kreislauf-, Nieren- oder Lebererkrankungen
- Persönliche Wünsche und Ziele des Patienten
- Lebensumstände

Krebs ist jedoch nicht allein eine Erkrankung des Körpers, bei der nur der Stoffwechsel einschneidend verändert wird. Auch die Psyche, das Denken und Fühlen werden durch diese Krankheit beeinflusst. Viele Kliniken bieten die Möglichkeit einer psychoonkologischen Therapie an. Psychoonkologen sind spezialisiert auf die psychischen Folgen von Krebserkrankungen und kennen sich auch in sozialrechtlichen Fragestellungen aus.

Ein dringender Rat

Es gibt so viele unterschiedliche Möglichkeiten und verschiedene Therapien – geben Sie sich genug Zeit zum Nachdenken und holen Sie, wenn es möglich ist, noch eine zweite ärztliche Meinung ein. Lassen Sie sich erklären, welche Möglichkeiten es gibt und was passieren wird. Stellen Sie alle Fragen, die Sie beschäftigen: Dumme Fragen gibt es nicht! Nehmen Sie Angehörige zu der Besprechung mit, das kann tröstlich für Sie sein und hilfreich, wenn Sie später die Informationen noch einmal überdenken wollen.

Bei der Deutschen Krebsgesellschaft (www.krebsgesellschaft. de) gibt es leicht verständliche Patientenleitlinien, die auf den aktuellen medizinischen Leitlinien für Ärzte basieren.

 Kleiner Therapie-Wegweiser

Neben den „schulmedizinischen" Therapien gibt es sogenannte komplementäre oder ergänzende Methoden (KAM: komplementäre und alternative Medizin), die von der Schulmedizin zwar nicht in ihren Leitlinien erwähnt, aber dennoch von vielen anerkannt und angewendet werden. Immerhin sind inzwischen 73 Prozent der Ärzte der Meinung, dass die Komplementärmedizin zur wissenschaftlichen Medizin gehören sollte.

Bei einer Befragung gaben 61 Prozent der Ärzte an, komplementärmedizinische Methoden in ihrer Praxis anzuwenden[13]. Die Kombination von Schulmedizin und Komplementärmedizin wird als „integrative Medizin" bezeichnet und ebenfalls gründlich erforscht. Von der Deutschen Krebsgesellschaft werden Leitlinien auch für die Komplementärmedizin erarbeitet. Diese ergänzenden Methoden versprechen nicht, allein den Krebs heilen zu können, sondern wirken unterstützend zu schulmedizinischen Therapien und können ihre Nebenwirkungen verhindern oder wenigstens mildern. Weitere Informationen hierzu finden Sie auf Seite 201.

Im Gegensatz dazu versprechen Ihnen sogenannte „alternative Behandlungsmethoden" das Blaue vom Himmel, wie etwa Krebs ohne „Stahl, Strahl und Chemotherapie" zu heilen – allein mit hoch dosierten Vitaminen, anderen Nahrungsergänzungsmitteln, Meditation oder einer Antikrebsdiät. Lassen Sie sich nicht verwirren: Diese Versprechungen sind unlauter und gefährden Ihre Gesundheit mehr als sie Ihnen helfen können!

---

[13] Umfrage beim 29. Deutschen Krebskongress in Berlin, 2010

Übersicht über Therapien

Diese Übersicht zählt nicht alle Behandlungsmöglichkeiten auf, sondern dient zu Ihrer Übersicht, damit Sie bei möglichen Nebenwirkungen schnell die passenden Ratschläge finden können. Dem Ziel und Thema des Buches entsprechend sind Beschwerden aufgeführt, die mithilfe gezielter Ernährungsmaßnahmen gelindert werden können, einige andere sind nur der Vollständigkeit halber hier erwähnt. Informieren Sie in jedem Fall Ihren Arzt, wenn Sie sich unwohl fühlen, und besprechen Sie das weitere Vorgehen.

Therapie	mögliche Beschwerden	Hilfe auf Seite

Chemotherapie (Auswahl)

Chemotherapie: Substanzen, die das Zellwachstum des Tumors hemmen, sie können einzeln oder in Kombination mit anderen Wirkstoffen verabreicht werden

- **neoadjuvant:** vor Operation oder Bestrahlung, um die Ausdehnung des Tumors zu verringern und das Ausmaß der Operation zu verringern
- **adjuvant:** dient der Zerstörung eventuell noch vorhandener, nicht nachweisbarer Mikrometastasen nach operativer Entfernung oder Bestrahlung des Tumors
- **palliativ:** dient der Tumorreduktion mit Linderung tumorbedingter Beschwerden

- Appetitlosigkeit — 89
- Geschmacksveränderungen — 99
- Veränderungen im Nasen-Rachen-Raum, Kau- und Schluckbeschwerden — 94
- Probleme im Magen-Darm-Trakt — **110ff.**
  - Magen — 110
    - Übelkeit und Erbrechen — 107
    - Sodbrennen — 111
  - Darm — 112
    - Durchfall — 112
    - Verstopfung — 117
- Hautveränderungen und Haarausfall — **83f.**
- Müdigkeit, Erschöpfung — **187**
- Gefühlsstörungen an Handflächen und Fußsohlen — **120**
- Mangel an weißen Blutkörperchen — **121**

Bestrahlung (Auswahl)

Strahlentherapie (neoadjuvant oder adjuvant) möglich: Teilchen oder Strahlen unterschiedlicher Wellenlänge

- **Teletherapie:** Tumor wird durch die Haut bestrahlt
  - Tiefentherapie: zur Bestrahlung tiefer gelegener Organe
  - Oberflächenbestrahlung: z. B. bei Hauttumoren, am Auge oder Körperoberflächen
- **Brachytherapie:** Tumor wird direkt bestrahlt
  - direkter Kontakt auf der Oberfläche
  - Einlage oder Implantat in oder am Tumor
- **metabolische Strahlentherapie:** Radioaktive „Teilchen" werden direkt in den Stoffwechsel der Tumorzellen eingebracht
- **Bestrahlung in Kombination mit Chemotherapie:** ergänzen und verstärken sich gegenseitig

- Veränderungen im Nasen-Rachen-Raum, Kau- und Schluckbeschwerden — **94**
- Schleimhautreizungen im Magen-Darm-Trakt — **112**
  - Magen — 42, 47ff.
    - Übelkeit, Erbrechen — 107
  - Darm (Strahlenenteritis) — 112
    - Durchfälle — 112
- Hautveränderungen und Haarausfall — **83f.**
- Müdigkeit, Erschöpfung („Strahlenkater") — **187**

Therapie: Erläuterung/Ziel	mögliche Beschwerden	Hilfe auf Seite
Operation		
chirurgischer Eingriff: Tumorentfernung, ggf. mit Entfernung des gesamten Organs und/oder betroffener Lymphknoten	• weibliche Brust • Lymphödem • Magen-Darm-Trakt • Uro-Genitaltrakt	136 141 151 180
Weitere Therapien (Auswahl)		
Immuntherapie • **Interferone:** Zytokine aktivieren die Abwehrzellen des Immunsystems	• Appetitverlust, Übelkeit, Erbrechen • Durchfall • Müdigkeit • Grippeartige Symptome	89ff. 112 187
(monoklonale) Antikörper (Immunglobuline): • Durch Andocken an bestimmte Rezeptoren an der Tumoroberfläche wird das Wachstum der Tumorzellen unterdrückt • Hemmung der Bildung von Blutgefäßen, die den Tumor mit Nährstoffen versorgen (Angiogenese-Hemmung) • Unterstützung der körpereigenen Abwehrkräfte	• Appetitverlust • Schleimhautveränderungen • Durchfall • Müdigkeit • Blutdruckanstieg	89 94ff. 112 182
Schmerztherapie: z. B. Morphinpräparate	• Verstopfung	117

Therapie: Erläuterung/Ziel	mögliche Beschwerden	Hilfe auf Seite

Antihormontherapien (Auswahl)

Antihormontherapie bei Frauen mit rezeptorpositivem Brustkrebs

vor der Menopause • GnRH-Analoga (Gonadotropin-Releasing-Hormon, Zoladex®): verhindern die Bildung von Östrogen durch Blockade der Hormone LH und FSH	• „künstliches" Einleiten der Wechseljahre mit den typischen Beschwerden	**124**
vor und nach der Menopause • selektive Östrogenrezeptormodulatoren, (Tamoxifen): Antiöstrogene inaktivieren Östrogenrezeptoren auf den Brustkrebszellen und unterbinden damit die Zellteilung	• Hitzewallungen (Übelkeit, Erbrechen, Schlaflosigkeit, Hautveränderungen, Vaginalblutungen) • Gewichtszunahme • Depressionen • Schutz vor Osteoporose (!)	**125** **125** **187** **125f.**
nach der Menopause • Aromatasehemmer, z. B. Anastrozol, Exemestan, Letrozol: hemmen die Bildung von Östrogen in Fett-, Muskel- und Brustdrüsengewebe	• Hitzewallungen • Übelkeit/Durchfall • Kopfschmerzen • Abnahme der Knochendichte (Gefahr der Osteoporose)	**125** **107** **125** **126, 133**

Antikörpertherapie bei Frauen mit HER2-positivem Brustkrebs

• („Human Epidermal Growth Factor Receptor Typ 2"), (Trastuzumab): Antikörper binden anstelle der Wachstumsfaktormoleküle an den HER2-Rezeptor und unterbinden die Wachstumssignale an den Zellkern	• Störungen im Magen-Darm-Trakt • Risiko für Herzinsuffizienz • grippeartige Symptome	**89ff., 110ff.**
• Tyrosinkinasehemmer: hemmen Wachstumssignale bei HER2/positivem Brustkrebs und anderen Tumoren	• Störungen im Magen-Darm-Trakt • Gefühlsstörungen an Handflächen und Fußsohlen • Haut	**89ff., 110ff.** **120** **84**

Antihormontherapie bei Männern

• GnRH-Agonisten: hemmen die Bildung von Testosteron in den Hoden („chemische Kastration")	• Schweißausbrüche, Hitzewallungen, Kopfschmerzen, Depressionen, Gefahr für Diabetes, Herz-Kreislauf-Erkrankungen und Osteoporose	**125, 187**
• Antiandrogene: inaktivieren die Testosteron-Rezeptoren	• Schmerzen und Wachstum der Brustdrüsen	

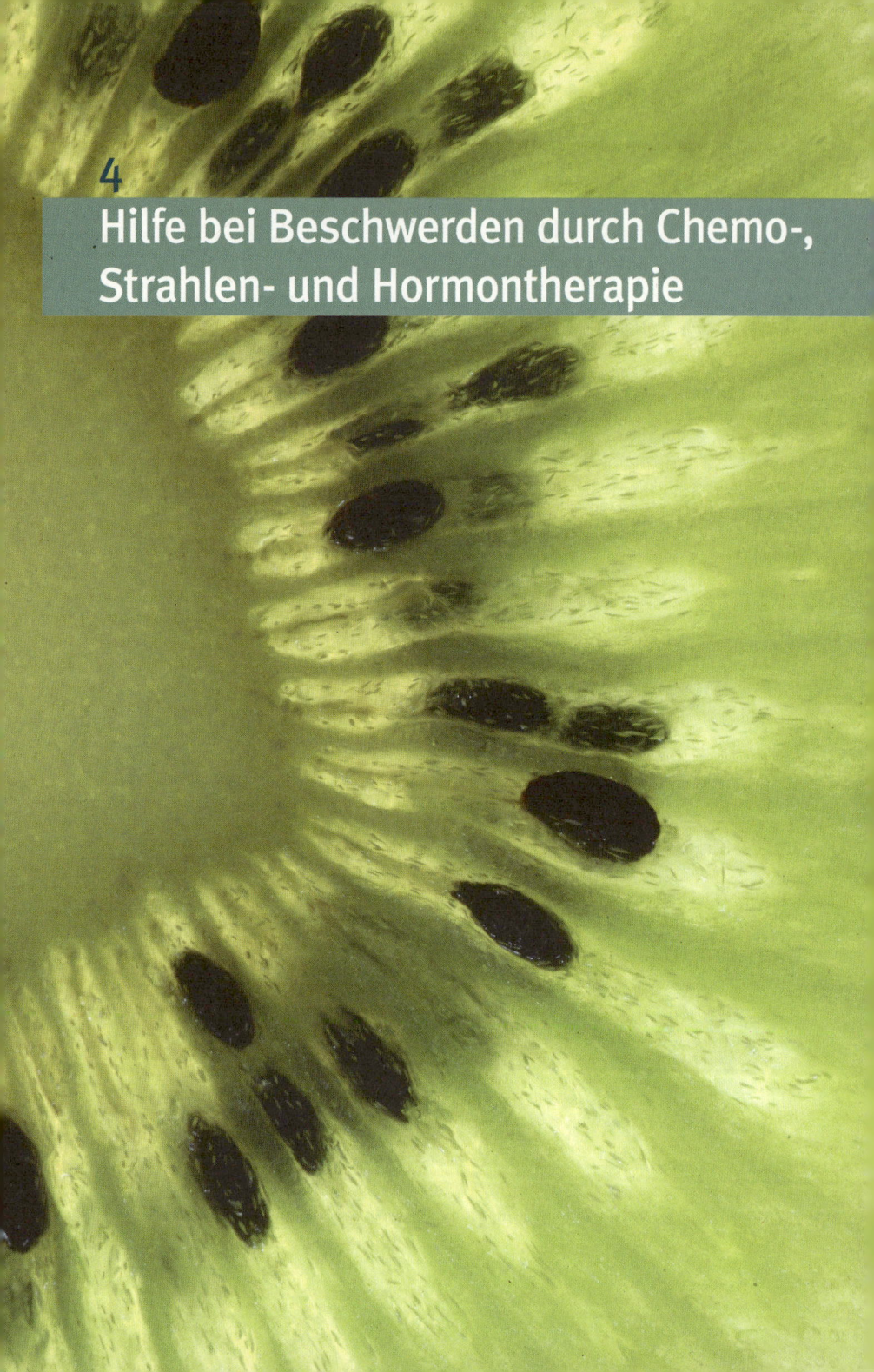

4

Hilfe bei Beschwerden durch Chemo-, Strahlen- und Hormontherapie

Therapien und Nebenwirkungen

Die Krankheit Krebs selbst und alle folgenden Therapien haben großen Einfluss auf den gesamten Organismus und damit auf das Wohlbefinden. Ob Operation, Chemotherapie, Bestrahlung und/oder andere medikamentöse Behandlungen, jede Therapie unterscheidet sich von der anderen und ist zu einem individuellen Schema zusammengestellt. Da die Menschen verschieden sind – und auch die Erkrankung ganz unterschiedlich ist –, erlebt jeder Patient die Krankheit anders, empfindet die einzelnen Phasen verschieden schwer und braucht länger oder kürzer für die Regenerationszeit. Nicht jeder leidet unter Appetitlosigkeit oder Übelkeit und nicht jedem fallen durch „die Chemotherapie" die Haare aus. Viele verspüren gar keine Nebenwirkungen, andere fühlen sich ein wenig müde oder empfinden nur den Tag der Chemotherapie als unangenehm. Es gibt viele Krebspatienten, die trotz Krankheit und Therapie ihren normalen Alltag leben, mit Familie, Freunden, Beruf und erfüllter Freizeit.

Falls Sie aber Probleme bekommen, sich unwohl fühlen oder unangenehme Symptome auftreten, können Ihnen die nachfolgenden Ratschläge Linderung verschaffen.

Die meisten sogenannten Chemotherapien enthalten „zytotoxische" Substanzen, das sind Stoffe, welche die Krebszellen zerstören oder verhindern, dass sie sich weiter ausbreiten. Auch die Strahlentherapie zerstört gezielt Tumorzellen.

Leider werden durch beide Therapieformen auch gesunde Zellen angegriffen, vor allem diejenigen, die sich schnell und häufig teilen. Das sind vorrangig die Zellen der Schleimhäute und der Haarwurzeln. Besonders für Frauen bedeutet der **Haarausfall** eine große psychische Belastung – ist doch der Verlust der Haare ein sichtbares Zeichen der Krankheit.

> **Gut zu wissen**
>
> Pflegen Sie Ihre Haare mit milden Shampoos und färben oder tönen Sie während dieser Zeit nicht. Nutzen Sie hübsche Tücher und Mützen und kümmern Sie sich rechtzeitig um eine Perücke.

Schleimhäute sind Zellschichten, die innere Organe auskleiden, wie z. B. Auge, Nase, Mund, Speiseröhre, den gesamten Verdauungstrakt oder die Geschlechtsorgane. Die Schleimhaut schützt vor mechanischen Schäden, der Besiedlung und dem Eindringen schädlicher Bakterien. Die zytotoxischen Substanzen der Chemotherapie, aber auch Bestrahlungen können diese Schleimhautzellen schwer schädigen und Trockenheit oder Entzündungen an den Schleimhäuten verursachen.

Mediziner sprechen bei einer Schleimhautentzündung von **Mucositis** bzw. von **Stomatitis** (Mund), **Gastritis** (Magen) oder **Enteritis** (Darm). Die Beschwerden reichen von Rötungen bis zu schweren Entzündungen, die so weit fortschreiten können, dass das Essen von fester Nahrung fast unmöglich wird.

> Als Folge der Schleimhautveränderungen können verschiedene Probleme auftreten. Hilfe finden Sie bei Appetitlosigkeit (⋯⟩ Seite 89), Veränderung von Geruch und Geschmack (⋯⟩ Seite 99), Schluckbeschwerden (⋯⟩ Seite 95), Übelkeit (⋯⟩ Seite 107), Schmerzen im Magen-Darm-Trakt (⋯⟩ Seite 110ff.) und Verdauungsproblemen mit schweren Diarrhöen oder Verstopfung (⋯⟩ Seite 112ff.)

Auch die **Haut** kann durch die Chemotherapie sehr trocken, sogar rissig werden. Pflegen Sie sich von Beginn an, cremen Sie sich nach jedem Duschen oder Bad reichlich ein. Präparate mit Calendula (Ringelblume) und harnstoffhaltige Cremes (Urea) haben gleichzeitig heilende Wirkung. Ist die Haut an den Innenseiten der Hände und unter den Füßen

rissig geworden, machen Sie sich Ölpackungen (z. B. mit
Oliven- oder Leinöl) oder Packungen mit eingeweichtem
Leinsamen (in Mulltücher eingeschlagen).

Als Folge der Chemotherapie kann die Bildung von **Blutplätt-
chen** (Thrombozyten) reduziert sein, die für die Blutgerinnung verantwortlich sind. Selbst bei einer kleinen Verletzung
können dann starke Blutungen auftreten. Seien Sie daher
sehr vorsichtig

- bei der Gartenarbeit,
- beim Nagelschneiden,
- bei der Küchenarbeit,
- beim Nähen oder Schneidern,
- bei handwerklichen Tätigkeiten.

Verwenden Sie bei **Zahnfleischbluten** Wattetupfer und
nehmen Sie nur nach Rücksprache mit Ihrem Arzt blutver-
dünnende Medikamente, wie beispielsweise Marcumar, oder
Schmerzmittel mit dem Wirkstoff Acetylsalicylsäure (ASS),
wie Aspirin, Alka Seltzer usw.

Bei vielen Patienten treten als Folge der Krankheit und der
Therapien vorübergehend **Erschöpfungszustände und Müdigkeit** (⇢ Seite 187) auf. Besonders während einer Strahlentherapie wollen das viele Patienten einfach nicht wahrhaben
– „... das sind doch nur ein paar Sekunden ...“ –, aber diese
kurze Zeit hat einen so großen Einfluss auf den Organismus,
dass man sogar von einem „Strahlenkater“ spricht. Geben
Sie Ihrem Körper die Ruhe, die er von Ihnen fordert.

Die meisten der unangenehmen Nebenwirkungen verschwinden mit dem Ende der Therapie wieder, aber während der
Behandlungsphase sind sie sehr belastend und beeinflussen die Lebensqualität erheblich. Darunter kann auch die
Psyche ziemlich leiden: Nutzen Sie die psychoonkologischen
Hilfen – damit werden zwar die Beschwerden nicht weniger,
aber Sie lernen, besser damit umzugehen!

Betrachten Sie diese Zeit der radikalen Therapien als Übergangszeit und versuchen Sie, Licht am Ende des Tunnels zu sehen, auch wenn er Ihnen noch so lang erscheint. Versuchen Sie auch herauszufinden, was Ihnen guttut: Ruhe und Entspannung, Bewegung, Ablenkung, Gesellschaft oder Alleinsein. Ruhen Sie, wann Sie mögen, und suchen Sie die Gesellschaft von anderen Menschen, wann Ihnen danach ist.

Tun Sie sich selbst gut

Vor allem: **Lassen Sie sich helfen**, nehmen Sie die Unterstützung von der Familie und Freunden an – schämen Sie sich nicht Ihrer vermeintlichen Schwäche! Frauen leiden besonders daran, scheinbar nicht „perfekt zu funktionieren", und überfordern sich leicht. Wenn Sie eine Bitte oder einen Wunsch haben, sprechen Sie ihn aus, Ihr Partner bzw. Ihre Partnerin weiß vielleicht gar nichts davon und freut sich, Ihnen Gutes tun und Ihnen helfen zu können. Haben Sie auch den Mut zu sagen, wann Sie müde sind und wann Sie allein sein wollen. Schließen Sie sich einer Selbsthilfegruppe an. Dort treffen Sie Menschen, die Ihnen mit ihrer eigenen Erfahrung beistehen und hilfreiche Tipps geben können.

Sollten Sie unter sehr heftigen Nebenwirkungen leiden, sprechen Sie mit Ihrem Arzt darüber: Es gibt sehr wirksame Medikamente gegen Übelkeit und viele andere Beschwerden. Einige erhalten Sie bereits zusammen mit einer Chemotherapie, andere können Sie später bei Bedarf einnehmen. Manche Patienten sträuben sich dagegen aus Angst, noch mehr „Chemie in den Körper zu bekommen". Diese Sorgen sind überflüssig, im Gegenteil, diese Mittel helfen Ihnen, die schwere Zeit besser zu überstehen!

Gewichtsverlust

Verschiedene Faktoren können dazu führen, dass Sie an Gewicht verlieren. Zum einen verändert der Tumor selbst den Stoffwechsel, zum anderen können die Therapien unangenehme Begleiterscheinungen mit sich bringen, wie Übelkeit, Appetitlosigkeit usw.

An dieser Stelle finden Sie allgemeine Ratschläge, wie Sie das Gewicht halten oder sogar wieder zunehmen können. Dabei spielen wieder einmal die richtigen Fette eine herausragende Rolle.

Wie Sie sich helfen können

- Verwenden Sie „vollfette" Milchprodukte, wie Käse, Sahne, Joghurt oder Quark, und vermeiden Sie „fettarme" oder „fettreduzierte" Produkte.
- Geben Sie einen großzügigen „Stich Butter" oder Sahne in Soßen oder Suppen.
- Bestreichen Sie Ihr Brot dick mit Butter.
- Wählen Sie aus der Tabelle 4 (⋯⟶ Seite 44) die Öle und Fette, die Ihnen schmecken.
- Essen Sie Lebensmittel mit „hoher Kaloriendichte" – also Speisen, die zwar viel (Fett-)Kalorien, gleichzeitig aber nur ein geringes Volumen haben wie z. B. Bratkartoffeln anstelle von Pellkartoffeln oder gebundene Suppen und Soßen statt Brühe.
- Essen bzw. trinken Sie zwischendurch Milchshakes mit Sahne nach Ihrem Geschmack.
- Verwenden Sie keine Süßstoffe, sondern lieber etwas Zucker oder Honig.

Wenn Sie feststellen, dass diese Maßnahmen nicht zum gewünschten Erfolg führen und Sie weiterhin abnehmen, sprechen Sie bitte mit Ihrem Arzt darüber, der Ihnen eine für Sie passende Zusatznahrung, eine sogenannte **„nährstoffdefinierte Diät" (NDD)**, verschreiben kann.

Trinknahrung: maßgeschneidert ...

Wichtig ist es, bei der Wahl einer solchen **Trinknahrung** auf die „Indikation" zu achten, d. h., für welchen Zweck sie eingesetzt werden soll, z. B. ob die Trinknahrung zur Vermeidung allgemeiner Schwäche dient, zur Verbesserung des Immunsystems, zur Extraversorgung mit Eiweiß oder bestimmten Fetten wie MCT oder Omega-3-Fettsäuren.

Eine erste Orientierungshilfe finden Sie in der Online-Datenbank www.prodiaet.de, die mehr als 1.000 diätetische Produkte von verschiedenen Herstellern listet. Hier können Sie in einer Suchmaske zum Beispiel die Indikation „Appetitlosigkeit" eingeben und bekommen eine Liste passender Präparate. Auch für besondere Probleme, wie etwa Schluckstörungen, gibt es geeignete Produkte.

... für jeden Geschmack

Wenn Sie unter Appetitlosigkeit und Veränderung von Geschmack und Geruch leiden, ist es besonders wichtig, dass die Trinknahrung Ihnen zusagt und schmeckt. Bei den meisten Herstellern finden Sie verschiedene Geschmacksrichtungen, die von unterschiedlichen Obstaromen über Mocca, Cappuccino neutral bis hin zu herzhaften Gemüsesuppen und geschmacksneutralen Flüssigkeiten und Pulver reichen. Bei einigen Anbietern bekommen Sie die Trinknahrung in „kompakter Form", das heißt, viel Energie und Nährstoffe in kleinem Volumen, so dass Sie nicht zu viel Flüssigkeit trinken müssen – das ist vorteilhaft, wenn Sie unter schneller Sättigung und Völlegefühl leiden.

Tipps zur Geschmacksverbesserung

■ Bewahren Sie fruchtige und süße Trinknahrungen im Kühlschrank auf; der Geschmack ist dann nicht so intensiv.

- Rühren Sie fruchtige und süße Trinknahrungen in Joghurt, Quarkspeisen oder Pudding und/oder mischen Sie sie mit Obst oder Obstpüree.
- Mischen Sie die herzhaften Zusatznahrungen mit Kartoffelpüree, Suppen oder Soßen.
- Mithilfe der neutralen Variante können Sie alle anderen Speisen mit Kalorien und Nährstoffen anreichern.

Wenn Sie trotzdem weiter Gewicht verlieren, sollten Sie Ihren Arzt davon unterrichten.

> **Gut zu wissen**
>
> Wenn Sie regelmäßig Medikamente nehmen, z. B. gegen Bluthochdruck, oder unter insulinpflichtigem Diabetes leiden, sollten Sie Ihren Arzt darüber informieren: Durch den Gewichtsverlust oder die veränderten Ernährungsgewohnheiten muss die tägliche Dosis möglicherweise neu angepasst werden.

Appetitlosigkeit

Eine sehr unangenehme und gefürchtete Nebenwirkung des Krebsleidens und nachfolgender Therapien ist die Appetitlosigkeit. Dabei schönt der Begriff das eigentliche Problem: Appetit hat mit Spaß und Freude am Essen zu tun – aber die Lust daran ist nun verschwunden und damit ein Stück Lebensqualität. Auch das Hungergefühl geht verloren; nämlich die Forderung des Körpers, dass ihm etwas fehlt und dass er zum Funktionieren bestimmte Stoffe benötigt.

Schuld daran ist zum einen der Tumor selbst, der Botenstoffe aussendet, die das Hungergefühl unterdrücken (⋯› Seite 27). Zum anderen unterbinden auch die teilweise aggressiven Therapien Hunger oder Appetit, weil sie starke Geruchs- und Geschmacksveränderungen, Übelkeit, Erbrechen oder Schluckstörungen nach sich ziehen können.

Appetitkiller Angst

Angst ist ebenfalls ein Appetitkiller: Sie schnürt Hals und Magen zu und erzeugt Widerwillen und Lustlosigkeit. Sprechen Sie mit Ihrer Familie, Ihren Freunden darüber oder nehmen Sie die professionelle Hilfe eines Psychoonkologen in Anspruch.

Aber auch die Sorge, bestimmte Lebensmittel oder Nährstoffkombinationen könnten das Krebswachstum beschleunigen oder zu einer neuen Krankheit führen, unterdrückt jedes Hungergefühl.

Lassen Sie sich noch einmal versichern: Kein natürliches Lebensmittel, das bei uns auf den Tisch kommt, kann Krebs auslösen! Im Gegenteil, ein großer Teil wirkt schützend oder kann sogar beim Heilungsprozess mitwirken. Nehmen Sie dieses Wissen und diese Erkenntnisse für sich in Anspruch und vertrauen Sie keiner unredlichen Panikmache.

> **Die wichtigste Regel ist: Essen und trinken Sie das, worauf Sie Lust haben und was Ihnen bekommt!**

Im Folgenden erfahren Sie, wie Sie trotz Appetitlosigkeit und ohne Hunger wieder etwas essen mögen. Im Anschluss daran finden Sie Antworten auf spezielle Fragen.

Wie Sie sich helfen können

- Essen Sie zwischendurch und lenken Sie sich vom Essen ab: Lesen Sie beim Essen oder sehen Sie fern.
- Halten Sie immer ein paar Snacks griffbereit: Nüsse, Studentenfutter, Cracker, Butterkeks, Bitterschokolade – neben dem Lieblingssessel und auch am Bett.

- Essen Sie immer wieder kleine Portionen; ein voller Teller vermittelt das unangenehme Gefühl, viel zu viel essen zu müssen.
- Richten Sie Ihre Mahlzeiten appetitlich und ansprechend an.
- Ein kleiner Aperitif vor dem Essen verbessert den Appetit.
- Trinken Sie nicht kurz vor dem Essen viel Wasser oder Tee, das macht Sie vorzeitig satt.
- Bestimmen Sie selbst die Zeit, wann Sie essen wollen.
- Machen Sie sich die Zubereitung einfach:
  - ☐ Verwenden Sie tiefgefrorenes Gemüse – so können Sie einen Vorrat anlegen und sparen sich das Putzen und Schneiden.
  - ☐ Auch tiefgefrorene Fertiggerichte gibt es in guter Qualität, die Sie geschmacklich verändern und anreichern können. Sie können sich die Tiefkühlprodukte bequem ins Haus liefern lassen.
- Würzen Sie mit appetitanregenden Kräutern oder Gewürzen, soweit Sie den Geruch oder Geschmack akzeptieren können.
- Eine Fleisch- oder Gemüsebrühe regt den Appetit an, zur besseren Bekömmlichkeit rühren Sie ein paar Schmelzflocken ein und lassen sie einen Augenblick aufquellen.
- Versuchen Sie, alle Speisen mit Kalorien „aufzupeppen"; das geht am besten mit Butter, Sahne, Öl und Ähnlichem. Auch Getränke können Sie gehaltvoller machen, indem Sie z. B. ein paar Spritzer Öl in Gemüsesäfte oder Eiweißflocken in Obstsäfte oder püriertes Obst geben.
- Suchen Sie die Mahlzeiten nach Ihrem Geschmack aus. Wenn Sie zum Frühstück gern etwas Warmes essen mögen oder zum Mittagessen lieber ein Brot, dann sollten Sie dies tun. Erinnern Sie sich, was Sie als Kind gern und ewig nicht mehr gegessen haben, vielleicht war es ein Apfel- oder Blaubeerpfannkuchen oder Milchreis mit Zimt und Zucker oder Grießbrei mit Kirschen? Genießen Sie dies – am schönsten ist es, wenn Sie es serviert bekommen.

Tipp

Ein Pfannkuchen schmeckt nun einmal besser mit weißem Mehl (Type 405), Sie können ihn aber „vollwertiger" machen, wenn Sie Mehl Type 1050 verwenden oder beide Mehlsorten miteinander mischen.

■ Lassen Sie Freunde und Bekannte für Sie kochen und frieren Sie die Gerichte portionsweise ein. Im Mikrowellengerät oder auf dem Herd lassen sich kleine Portionen schnell erwärmen.

Tipps für Familie und Freunde, die für Sie kochen möchten

■ Bieten Sie liebevoll servierte kleine Mahlzeiten an, die möglichst immer bereitstehen sollten, damit jederzeit davon genascht werden darf, auch nachts im Bett.

■ Zwingen Sie Ihren Partner nicht zum Essen – weder durch ein Überangebot an üppigen Speisen noch durch ständiges Drängen.

■ Variieren Sie die Speisen und den Geschmack, denn eine Aversion kann sich schnell entwickeln.

■ Auch wenn es noch so schwer fällt: Lieblingsspeisen sollten Sie gerade während einer Chemotherapie nicht servieren, ganz besonders nicht an den „Chemo-Tagen". Es könnte sich eine dauerhafte Abneigung gegen diese bilden, weil später Geruch und Geschmack immer an „die Chemo" und die Begleiterscheinungen erinnern werden.

Tabelle 12: Kleine Helfer, die den Appetit anregen

Kräuter und Gewürze	Scharfe Kräuter und Gewürze	Bittere Kräuter und Gemüse
Anis, Basilikum, Dill, Fenchel, Ingwer, Kurkuma, Lorbeer, Nelken, Rosmarin, Schnittlauch, Wacholder, Zimt	Chili, Curry, Pfeffer, Senf	Chicorée, Endivie, Kresse, Radicchio, Rauke, Schafgarbe (als Tee)

Viele Patienten empfinden die Appetitlosigkeit fast schlimmer als Schmerzen, weil sie einen großen Verlust an Lebensqualität bedeutet. Scheuen Sie sich nicht, Ihrem Arzt von Appetitlosigkeit und Gewichtsverlust zu berichten. Es gibt Medikamente, die den Appetit steigern können. Außerdem kann er Ihnen Zusatznahrungen („nährstoffdefinierte Diäten")

(⋯⇥ Seite 88) verschreiben, die in ihrer Zusammensetzung ganz unterschiedlich sind und für Ihren individuellen Bedarf und nach Ihren Geschmacksvorstellungen ausgewählt werden können. Diese Trinknahrung können Sie nach Ihren eigenen Wünschen würzen, damit sie Ihnen besser schmeckt, oder Sie rühren sie in Ihr normales Essen wie Suppen, Püree oder süße Speisen ein.

Völlegefühl und vorzeitige Sättigung sind häufig Ursachen für Appetitlosigkeit. Helfen können Ihnen bittere Kräuter und Gemüse (⋯⇥ Tabelle 12) und zusätzlich folgende Tipps:

- Ein oder zwei Schlucke kohlensäurereiches Sprudelwasser können ein kräftiges Aufstoßen bewirken – und damit das Völlegefühl mindern.
- Verwenden Sie die oben genannten Kräuter und Gewürze.
- Gehen Sie nach dem Essen ein wenig spazieren, die Speisen „rutschen" dadurch besser.
- Möglicherweise leiden Sie unter einer Intoleranz? Ihr Arzt kann das mit einem einfachen Atemtest überprüfen. Wenn sich der Verdacht bestätigt, trinken Sie keine Milch, sondern verwenden Sie Joghurt, Quark, (laktosearmen) Käse oder helfen sich mit Laktase-Pulver oder Tabletten aus dem Reformhaus oder der Apotheke.
- Die folgenden Medikamente, die Sie rezeptfrei in der Apotheke bekommen, können Ihnen ebenfalls Erleichterung verschaffen:
  - ☐ **Pepsin(wein)** hilft bei der Vorverdauung von Eiweiß im Magen und lindert ebenfalls Völlegefühl.
  - ☐ **Artischockenextrakt** fördert den Gallenfluss und hilft damit bei der Fettverdauung, aber auch gegen Völlegefühl und vorzeitige Sättigung. (Bitte nicht verwenden, wenn Sie unter einer Funktionsstörung der Leber oder einem Verschluss des Gallengangs leiden!)
  - ☐ **Karminativa** sind pflanzliche Arzneimittel gegen Blähungen, die z. B. Extrakte aus Angelika, Fenchel, Ingwer oder Kamille enthalten.

- ☐ Präparate, die **Dimethicon** enthalten. Diese Substanzen bewirken, dass sich Luftbläschen im Magen auflösen, die z. B. durch Luftschlucken entstehen können und Völlegefühl oder Druck im Oberbauch bewirken. Diese und ähnliche Substanzen gibt es auch in Kombination mit Verdauungsenzymen.
- ☐ Wenn Sie das Gefühl haben, die Speisen liegen wie Steine im Magen, helfen Ihnen „**Prokinetika**"; das sind Heilpflanzen wie Angelikawurzel, Kümmel oder Mariendistelfrüchte, die die Beweglichkeit des Magen-Darm-Traktes fördern.
- ☐ **MCP-Tropfen (Metoclopramid)** sind rezeptpflichtig (fragen Sie Ihren Arzt); sie wirken ebenfalls auf die Beweglichkeit der Muskulatur im Magen-Darm-Trakt und helfen gegen Übelkeit und Erbrechen.

Schmerzhafte Veränderungen der Schleimhaut im Nasen-Rachenraum

Zytostatika, die Substanzen der Chemotherapie, hemmen das Wachstum, also die Teilung der Tumorzellen – leider nicht immer so selektiv, dass sie nur die bösartigen Zellen treffen. Auch andere Zellen, die sich schnell erneuern, sind häufig betroffen, wie die Schleimhaut- und Geschmackszellen, Haarfollikel oder die Nagelwurzeln. Verschiedene Medikamente und ganz besonders Bestrahlungen im Kopfbereich können ebenfalls zu Reizungen der Schleimhaut mit Trockenheit, vermindertem Speichelfluss oder Entzündungen im Nase-Mund-Rachenraum bis hinein in den Magen führen. Diese Entzündungen können sehr schmerzhaft sein und das

Essen, sogar das Trinken zur Qual werden lassen.
Bitte informieren Sie Ihren Arzt darüber; es gibt Medikamente mit lokal wirksamen Schmerzmitteln, die Ihnen bei
sehr schmerzhaften, schweren Schleimhautschäden das
Essen erleichtern können.

Neben Schmerzen beim Kauen und Schlucken kann auch das
Geruchs- und Geschmacksempfinden gestört oder verändert
sein (⟶ Seite 99). Vielleicht riechen Sie (und schmecken damit) augenblicklich kaum noch etwas. Auch hierüber sollten
Sie Ihrem Arzt berichten, es gibt eine Reihe von Medikamenten, die Ihnen Linderung verschaffen können.

Was Ihnen bei Kau- und Schluckbeschwerden helfen kann

- Öl, Sahne, Crème fraîche etc., mit denen Sie Speisen
  gleitfähiger machen können
- gebundene Suppen, wie Kartoffelsuppe oder Cremesuppen; klare Suppen sollten Sie etwas andicken
- reichlich milde (Sahne-)Soße, in die Sie Kartoffeln drücken oder die Sie über Nudeln geben können
- Glasnudeln, die zusammen mit Gemüse einen milden
  Geschmack geben und sich leicht schlucken lassen. Oder
  geben Sie sie in eine Suppe, etwa eine Hühnersuppe.
- Eier und Eierspeisen wie Rührei oder Omelette
- Fisch, gedünstet oder in Aluminiumfolie gegart
- fein gekörntes Fleisch wie Tatar, Würstchen, Leberkäse
- weich gekochtes, fein gehacktes oder püriertes Gemüse.
  Die einzelnen Gemüsesorten sollten Sie getrennt pürieren, sonst gibt es ein unschönes Bild auf dem Teller.
- Melonen und sehr reifes, nicht saures Obst
- gedünstetes Obst, das Sie, um es milder zu machen, mit
  ein wenig Schmelzflocken mischen – das tut gleichzeitig
  Magen und Darm gut, oder probieren Sie Obstgläschen
  für Babys
- Avocados, die Sie direkt aus der Schale löffeln können,
  als mild gewürztes Püree zu Kartoffeln oder eingerührt in
  Suppen oder Soßen

- Babygläschen (Gemüse), leicht erwärmt, mit Butter angereichert und nach Ihrem Geschmack gewürzt
- leicht getoastetes Brot. Das klingt paradox, ist aber hilfreich: Während frisches Brot, etwa Weißbrot, leicht pappig wird und an Gaumen und Zähnen kleben bleibt, fördern Sie beim Kauen des getrockneten Brotes den Speichelfluss und können das Brot leichter herunterschlucken. Das geht ganz besonders gut, wenn Sie das noch warme Brot mit Butter bestreichen, die schmilzt und ebenfalls das Schlucken erleichtert.
- Milch, Joghurt oder Buttermilch, die Sie zum Essen trinken – das schleimt ein wenig, erleichtert aber das Kauen und Schlucken
- Eis, als Sorbet als Appetitanreger oder Sahneeis nach Ihrem Geschmack. Vielleicht lutschen Sie einmal zwischendurch einen Eiswürfel, den Sie mit Fruchtsaft oder Fruchtpüree nach Ihrem Geschmack selbst zubereiten können.
- Probieren Sie selbst aus, ob Ihnen Kaffee oder Tee besser bekommt; mit einem Schuss Sahne schmecken Tee und Kaffee milder.

Wenn das Essen sehr schmerzhaft wird, vermeiden Sie besser
- harte Lebensmittel, etwa rohe Möhren oder Kohlrabi
- rohes, knackiges Obst
- Knäckebrot, körniges Brot, scharfkantige Bonbons
- grobe Fleischstücke
- scharfe Gewürze
- sehr heiße Speisen oder Getränke
- saure Speisen und Getränke
- Alkohol, besonders hochprozentigen

Beugen Sie Infektionen vor

Um bakteriellen Infektionen vorzubeugen, kauen Sie vorsichtig auf einer Gewürznelke oder würzen Sie damit. Schon die Chinesen und später die Araber verwendeten Gewürznelken zur Mundhygiene. Gegen Pilze, die sich bei einer Chemotherapie und ganz besonders bei Bestrahlung leicht in der Mundhöhle ansiedeln, helfen milchsaure Lebensmittel. Spülen Sie den Mund ausgiebig mit ungesüßtem Joghurt, Buttermilch oder kauen Sie milchsauer eingelegten Ingwer, den es in Asia-Läden gibt – probieren Sie aus, ob er Ihnen schmeckt und guttut.

Viel trinken – aber richtig

Viele Patienten versuchen, mit reichlich stillem Wasser gegen die Mundtrockenheit anzukämpfen. Reines Wasser fühlt sich allerdings „hart" an und bringt keine Erleichterung. Versuchen Sie daher eine milde Schorle aus Apfel-, Trauben- oder Granatapfelsaft – oder was immer Ihnen schmeckt und bekommt. Auch Gemüsesäfte (Möhrensaft oder Mischungen verschiedener Gemüse), mit etwas Öl aufgeschlagen und/oder mit Wasser verdünnt, lassen sich leicht trinken und schmecken auch lauwarm. Reifes, saftiges und mildes Obst, wie Melonen oder Papaya, und säurearme Babysäfte sind ebenfalls gute Alternativen. Probieren Sie selbst, ob sie Ihnen eiskalt oder in Zimmertemperatur mehr zusagen.

Tees und Spülungen

Verschiedene Tees und Spülungen können die Beschwerden ebenfalls lindern. – Ein Tipp vorab: Alle genannten Tees oder Aufgüsse können Sie sowohl für Mundspülungen verwenden als auch trinken. Sie beruhigen ebenfalls die Schleimhaut in Speiseröhre oder Magen. Allerdings sollten Sie nicht den Tee oder Aufguss trinken, mit dem Sie gespült haben. Besser nehmen Sie einen frischen Schluck, den Sie mit etwas Honig süßen können.

- **Salbei** wirkt entzündungshemmend. Spülen und gurgeln Sie mit einem Aufguss und trinken Sie Salbeitee für Ihren Magen und Darm. Auch Salbeibonbons mit oder ohne Honig haben sich bei Mundtrockenheit gut bewährt.
- Nicht nur als Gewürz beliebt: **Thymian** ist seit mehr als 4.000 Jahren als Hals- und Rachen-Desinfektionsmittel bekannt. Spülen und gurgeln Sie mit Thymiantee.
- Ein Aufguss aus **Eibisch,** den Sie in der Apotheke bekommen, enthält heilende Schleimstoffe, die auch Magen und Darm guttun: 2–4 Teelöffel zerkleinerte Wurzel oder Blüten und Blätter mit ¼ l kaltem Wasser übergießen, bis zu 8 Stunden ziehen lassen und abseihen. Zum Spülen und Trinken können Sie den Aufguss leicht erwärmen.
- Auch sehr wirksam sind Tees aus **Isländisch Moos, Fenchel, Kamille** – zum Spülen und Gurgeln, aber auch zum Trinken geeignet.
- Lutschen Sie milde Bonbons, z. B. Salbeibonbons (s. o.); sehr saure Bonbons können mitunter schmerzhaft sein.
- **Lauwarmer Leinsamenschleim** wirkt heilend und überzieht die Schleimhaut in Mund, Speiseröhre und Magen mit einer Schutzschicht. Geben Sie geschroteten Leinsamen in kaltes Wasser und kochen Sie ihn 10 Minuten (Vorsicht: kann stark schäumen!), dann abseihen und lauwarm zum Spülen und Trinken verwenden.

Wie Sie sich sonst noch helfen können

- Bevor Sie mit einer Strahlentherapie im Kopfraum beginnen, am besten auch vor Beginn einer Chemotherapie, sollten Sie Ihren Zahnarzt aufsuchen und eine gründliche, professionelle Zahnreinigung durchführen lassen. Fragen Sie ihn nach einer milden Zahncreme und Mundspülung für die spätere Zahnpflege. Kaufen Sie sich vorsorglich eine weiche Zahnbürste und eine Munddusche.
- Bei Mundtrockenheit hilft Ihnen „künstlicher Speichel" (Apotheke), den Sie bei Bedarf anwenden können.

Diesen Speichelersatz gibt es in verschiedenen Geschmacksrichtungen, aber auch „neutral".

■ Zur Pflege der gereizten Nasenschleimhaut gibt es
Nasenöle (Apotheke), die Sie mithilfe einer kleinen
Pipette bis tief in die Nasenhöhle einbringen können.
Auf keinen Fall sollten Sie Schnupfensprays benutzen,
die die Schleimhäute noch mehr austrocknen. Wenn
die Entzündungen eher außerhalb von Nase und Mund
liegen, z. B. bei Einrissen an den Mundwinkeln oder
Nasenflügeln, helfen spezielle Mund- und Nasensalben,
die z. B. Calendula oder Dexpanthenol enthalten (Apotheke).

■ Wenn Ihre Augen brennen, kratzen und tränen, ist auch
dies ein Zeichen für Trockenheit: Apotheken bieten
„künstliche Tränenflüssigkeit" an.

■ Sehr unangenehm für die gereizten Schleimhäute sind
trockene Heizungsluft, Klimaanlagen, verräucherte oder
überhitzte Räume. Lüften Sie so oft wie möglich, stellen
Sie mit Wasser gefüllte Schalen auf die Heizung oder
legen Sie feuchte Tücher auf die Heizkörper in den Räumen, in denen Sie sich häufig aufhalten – besonders im
Schlafzimmer.

Veränderungen von Geruch und Geschmack

Nichts schmeckt Ihnen mehr – oder alles schmeckt anders,
als Sie es gewöhnt sind. Dafür gibt es mehrere Gründe: Zum
einen sendet der Tumor Botenstoffe, die das Geschmacksempfinden verändern, zum anderen überdeckt der chemische Geschmack der Chemotherapie natürliche Aromen.

Das kann bereits im Augenblick der Injektion passieren und sogar länger anhalten, als die Therapie dauert. Die Substanzen der Chemotherapie können zudem die Sinneszellen der Geschmacksknospen zerstören.

Vieles schmeckt Ihnen daher zu bitter, zu salzig, zu süß, metallisch oder einfach unappetitlich. Mit dem Geschmack verändert sich auch Ihr Geruchsempfinden. In vielen Fällen ist dies die eigentliche Ursache für den Widerwillen gegen manche Speisen, der sich regelrecht zur Aversion entwickeln kann. Selbst Koch- oder Bratgerüche, die Sie bisher köstlich und appetitanregend gefunden haben, können Ekel bis hin zur Übelkeit hervorrufen.

Unerklärliches Geschmacks- und Geruchsempfinden

Die Veränderung von Geruch und Geschmack kann so plötzlich auftreten, dass ein Gericht, das Sie kürzlich noch sehr genossen haben, Ihnen beim nächsten Mal nicht mehr schmeckt und Sie sogar das Zimmer verlassen möchten, in dem ein anderer diese Mahlzeit isst.

Diese Situation, die Sie vielleicht auch kennen, kann in vielen Familien einen Streit geradezu vorprogrammieren. Ihr Partner oder Ihre Partnerin hat mit viel Liebe und Sorgfalt ein Gericht zubereitet, um Ihnen etwas richtig Gutes zu tun und den Appetit anzuregen. Kaum aber sitzen Sie am Tisch, befällt Sie eine unüberwindbare Abneigung – Sie schieben den Teller beiseite und können sich nur abwenden, sonst wird Ihnen übel. Sie können sich selbst und schon gar nicht anderen erklären, woher dieser Widerwillen kommt. Passiert das öfter, kann selbst der geduldigste Partner aus der Haut fahren, fühlt sich persönlich angegriffen und reagiert nun mit Trotz und Ungeduld.

Diese rätselhafte Sensibilität gegenüber Gerüchen kann sogar zur Abneigung gegen den eigenen Partner oder der Partnerin führen, wenn das Parfum, das Rasierwasser oder auch nur die Seife plötzlich als übel riechend wahrgenommen

werden. Die Aversion kann so weit gehen, dass der Duft des
Waschpulvers von frisch gewaschener Bettwäsche Übelkeit
verursacht.

Für Sie und Ihre Familie bedeutet das eine große Belastung
und Sie sollten offen miteinander darüber sprechen. Wichtig
ist dabei, dass Sie Verständnis füreinander haben:

- Angehörige, die das Essen mit viel Liebe zubereiten,
  müssen damit rechnen, dass ihr Partner die Speisen
  plötzlich ablehnt.
- Betroffene, die mit den unangenehmen Veränderungen
  leben müssen, sollten sich bewusst machen, dass ihr
  Partner ihr Geschmacksempfinden nicht voraussehen
  kann.

Was Ihnen helfen kann, unangenehmen Geruch und Geschmack zu vermeiden

- Verbannen Sie alle Gerichte mit starkem Eigengeruch
  vom Speiseplan, wie z. B.
  - gebratenen oder gekochten Fisch oder Fleisch
  - frittierte Speisen; hoch erhitztes Fett
  - Kohl, Zwiebeln, Lauch oder Knoblauch
  - sehr aromatischen oder überbackenen Käse
  - aromatische, exotische Gewürze und Kräuter, deren
    Geruch oder Geschmack Sie nicht mögen, wie z. B.
    Oregano auf der Pizza
- Lüften Sie beim Kochen gründlich und lassen Sie die
  Küchentür nicht offen stehen, sonst ziehen die Gerüche
  durch die Wohnung.
- Eine brennende Kerze „schluckt" Gerüche; vielleicht neh-
  men Sie in Zukunft Ihre Mahlzeiten bei Kerzenschein ein
  – oder lassen sogar bereits beim Kochen Kerzen brennen.
- Wenn Ihnen der Duft von Zitronen zusagt: Reiben Sie die
  Hände vor dem Essen mit etwas Zitronensaft ein. Sobald
  Sie die Hand zum Mund führen, umgibt Sie ein leichter
  Zitronenduft. Ist Ihnen die konzentrierte Zitrone zu inten-
  siv, träufeln Sie etwas Zitronensaft in Wasser und baden

Sie die Hände in dieser Mischung. Natürlich lässt sich jeder andere für Sie angenehme Aromastoff in dieser Form
verwenden, etwa Minze, Kamille oder Lavendel.

■ Versuchen Sie selbst herauszufinden, welche Gerüche
und welche Geschmacksrichtung Ihnen gerade unangenehm sind, und sagen Sie Ihrem Partner offen, wenn Sie
sein Parfum im Augenblick nicht mögen.

■ Idealerweise lassen Sie jemand anderen kochen – wenn
Sie die Kochgerüche riechen, mögen Sie anschließend
nichts mehr essen.

■ Wenn Freunde und Verwandte ihre Hilfe anbieten: Bitten
Sie sie, für Sie (auch auf Vorrat!) zu kochen. Damit Sie
sich nicht auf große Diskussionen einlassen müssen, was
Ihnen im Augenblick schmeckt oder „stinkt", sagen Sie
einfach, dieses oder jenes Gericht bekomme Ihnen nicht
oder der Arzt habe es verboten. Das versteht jeder, während „Nichtbetroffene" die Geschmacksaversionen oft
nicht nachvollziehen können.

■ Lagern Sie eine Auswahl an Tiefkühlkost ein – je nach
momentanem Appetit können Sie daraus wählen.

Wie Sie unangenehmen Geruch und Geschmack überdecken oder neutralisieren können

■ Schmecken Sie die Speisen mit ein wenig Zitronensaft
ab, er neutralisiert Gerüche und unangenehme Aromen.
Mit einer Scheibe oder Spalte Zitrone können Sie jedes
Gericht nach eigenem Geschmack nachwürzen.

■ Essen Sie Kompott (oder Obst aus Babygläschen) auch
zu herzhaften Gerichten – das überdeckt den für Sie
unangenehmen Geruch und Geschmack. Sie kennen das
vielleicht von Wildgerichten, die mit Apfelkompott und
Preiselbeeren serviert werden, oder aus der chinesischen
und indischen Küche, in der viele Gerichte mit Obst zubereitet werden. Aber auch traditionelle deutsche Gerichte
lassen sich mit gedünstetem Obst köstlich und sehr bekömmlich kombinieren. Apfelkompott, eine gedünstete

Birne, geschmorte Ananas oder Banane eignet sich als wohlschmeckende, neutralisierende Beilage.

- Tomaten, mitgedünstet, dämpfen Geruch und Geschmack.
- Saure oder süße Sahne, Crème fraîche oder Naturjoghurt (3,5 oder 10 % Fett) „neutralisieren" ebenfalls Geschmacksrichtungen, die Sie als zu stark empfinden.
- Dünsten eignet sich besser als braten, weil dabei weniger Aromastoffe entstehen.
- Servieren Sie Speisen nicht zu heiß: Lauwarme und kalte Gerichte riechen weniger aromatisch.
- Würzen Sie vorsichtig und verwenden Sie wenig Salz, sonst empfinden Sie das Essen leicht als versalzen. Verwenden Sie zum Würzen salzarme Brühen (Reformhaus).
- Probieren Sie leicht duftende Kräuter wie Dill oder Petersilie.
- Wenn Ihnen Fisch und Fleisch nicht schmecken, essen Sie, um Ihren Eiweißbedarf zu decken, Milchprodukte wie Quark, Sahne, Joghurt, Käse. Milde Käsesorten mit wenig Eigengeschmack sind Frischkäse (am besten ungewürzt), Mascarpone, Quark oder Mozzarella.
- Eier, gekocht oder als Rührei, sind eine weitere gute Alternative.
- Rühren Sie geschmacksneutrales Eiweißpulver in die Speisen.
- Verzichten Sie auf Ihre Lieblingsgerichte! Vielleicht schmecken sie Ihnen derzeit gar nicht; in jedem Fall werden Sie sich später, wann immer Sie diese Gerichte essen werden, an die Zeit der Chemotherapie erinnern – und die Gerichte ablehnen. Das trifft auch bei Appetitlosigkeit zu (⋯⟩ Seite 89).

Wenn Ihnen Ihr Essen unangenehm bitter oder metallisch schmeckt, verwenden Sie keine Kochtöpfe aus Metall oder Edelstahl, sondern aus Glas, und essen Sie mit Besteck aus Kunststoff statt aus Metall (... wie manche Menschen keine Eier mit einem Metalllöffel essen mögen).

Verlust von Geruch und Geschmack

Wir sind umgeben von Aromen und Düften, aber auch unangenehmen Gerüchen bis hin zum Gestank. Viele dieser Düfte nehmen wir aber gar nicht mehr wahr, sie beeinflussen instinktive Handlungen und sogar die Partnerwahl durch Pheromone (Sexuallockstoffe).

Riechzellen in unserer Nase fangen die Duftmoleküle ein, erkennen sie und leiten die Information ins Gehirn, und zwar in Regionen, die für Erinnerungen und Emotionen verantwortlich sind. Diese Geruchserinnerungen werden im Langzeitgedächtnis gespeichert, so dass wir eine Art Gedächtnis oder Erinnerungsvermögen an frühere Geschmacks- und Geruchserlebnisse haben. Gerüche wecken viel intensivere Erinnerungen und Emotionen als Sehen oder Hören!

So nutzen Sie Ihr Geruchsgedächtnis

Umgekehrt können Sie sich genau diese Geruchserinnerungen zunutze machen, indem Sie schöne Erinnerungen mit Riechen kombinieren: Erinnern Sie sich einmal daran, wann Sie als Kind so richtig glücklich waren – vielleicht zu Weihnachten, wenn das ganze Haus nach Plätzchen und Gewürzen duftete? Oder wenn Sie in der Küche saßen und zusahen, wie Ihre Mutter Ihnen einen Apfelpfannkuchen mit Zimt gebacken hat? Vielleicht verbinden Sie auch den Geruch von gebratenem Speck mit einer schönen Zeit?

Denken Sie sich in diese für Sie schönen Momente hinein und riechen Sie gleichzeitig konzentriert an Weihnachtsgewürzen, dem Pfannkuchen mit Zimt oder gebratenem Speck und essen Sie währenddessen davon. Kauen Sie gründlich und lassen Sie sich durch nichts aus Ihrer Erinnerung vertreiben – Sie werden mehr und mehr von dem köstlichen Duft erleben und riechen!

Wiederholen Sie solche Rückblicke mit anderen angenehmen Aromen, Gewürzen und Kräutern, solange Sie Ihnen Freude und Entspannung geben, aber überfordern Sie Ihre Sinne nicht. Und: Lassen Sie Erinnerungen, die mit schlechten Erfahrungen verbunden sind, aus. An Gerichte, die Sie als Kind gehasst haben und die Sie trotzdem essen mussten, brauchen Sie heute nicht mehr zu denken.

Wie Sie Ihren Geruchssinn trainieren können
- Ferienerinnerungen und Gerüche gehören zusammen. Vielleicht verbinden Sie eine Reise nach Italien mit dem Duft von getrocknetem Thymian und Rosmarin. Lehnen Sie sich zurück oder schauen Sie sich Fotos der Reise an, lassen Sie die schönen Erinnerungen zusammen mit Ihrer

Umami – „köstlich im Geschmack"

Neben den bekannten Geschmacksrichtungen süß, sauer, bitter und salzig hat man eine weitere mit Namen Umami (japanisch: köstlich im Geschmack) entdeckt, die durch die Aminosäure Glutaminsäure (insbesondere das Monoaminoglutamat) gefördert wird. Ganz genau weiß man noch nicht, ob die Glutaminsäure selbst einen Eigengeschmack besitzt. Als sicher gilt jedoch, dass sie den Geschmack der Speisen erheblich verstärkt. Vielleicht hilft Ihnen Glutamin (z. B. als Glutamat oder Sojasoße), das Geschmacksempfinden zu verbessern.

Glutamat wurde lange für das „Chinarestaurant-Syndrom" verantwortlich gemacht: Kopfschmerzen nach dem Genuss von Sojasoße. Inzwischen steht ein anderer Stoff im Verdacht, die migräneartigen Kopfschmerzen auszulösen. Man weiß heute auch, dass Glutamat natürlicherweise in Lebensmitteln vorkommt, etwa in Weizen oder Milch, aber auch in reifen Tomaten und würzigem Käse. Je älter (und aromatischer) der Käse ist, desto mehr Glutamat enthält er. Positiver Effekt zur Vorbeugung gegen Bluthochdruck: Mit Glutamat als Geschmacksverstärker lassen sich leicht 20 bis 30 Prozent Kochsalz einsparen.

Nach neueren Untersuchungen kann Glutamat unbedenklich auch für eine „gesunde Ernährung" empfohlen werden – vielleicht eine Möglichkeit für Sie, mit seiner Hilfe ein besseres Geschmackserlebnis zu bekommen.

Reisebegleitung zurückkommen und schnuppern Sie währenddessen an Rosmarin, Oregano oder Thymian.

■ Wenn Sie mögen, riechen Sie an einer Orangenschale, die Sie ein klein wenig aufgebrochen haben: Die ätherischen Öle sind sehr aromatisch.

■ Riechen und schnuppern Sie wie ein Hund bewusst an einer Blume, die Sie besonders mögen. Atmen Sie ruhig und mehrfach tief ein, probieren Sie es öfter am Tag und wedeln Sie sich den Duft in die Nase.

■ Gehen Sie viel an die frische Luft, am besten in einen Wald, und atmen Sie tief durch die Nase ein. Kälte oder Feuchtigkeit schaden nicht, sondern helfen, die Schleimhäute zu durchbluten.

Mit der Zeit werden Sie die Rose, den Lavendel, das Veilchen und auch Paprika, Pfeffer, Curry und vieles mehr wieder riechen können. Dann wird es Ihnen auch wieder besser schmecken!

Da sich die Geschmackszellen innerhalb von 7 bis 10 Tagen erneuern, haben Sie nach Ende der Chemo- oder Strahlentherapie eine gute Chance, bald wieder alle guten (auch die schlechten) Gerüche zu empfinden.

! Wichtig

Wenn Sie durch Strahlen- oder Chemotherapie Ihren Geruchssinn verloren haben, achten Sie bitte besonders auf:

• das Verfallsdatum von Lebensmitteln (Sie können nicht riechen, ob diese vielleicht verdorben sind).

• die Installation eines Feuer- oder Rauchmelders (Sie können es nicht riechen, falls ein Feuer ausbrechen sollte).

• Wenn Sie mit Gas kochen oder eine Gastherme in Ihrer Wohnung haben, sollten Sie auch einen Gasmelder anbringen.

• Wenn Ihr Geruchs- und Geschmacksempfinden dauerhaft gestört ist, finden Sie Unterstützung bei der Universitätsklinik Dresden. Dort gibt es ein Riechlabor, wo Sie Hilfe bekommen können (die Adresse finden Sie im Anhang).

Übelkeit

Viele Therapien, besonders Chemotherapie und Bestrahlung, verursachen Übelkeit oder Erbrechen. Das kann während der Behandlung oder kurz danach auftreten und auch eine Zeit lang anhalten. Bei bestimmten Zytostatika bekommen Sie zusammen mit der „Chemo" Substanzen, die die Übelkeit reduzieren (Antiemetika). Sprechen Sie am besten mit Ihrem Arzt, welche medikamentösen Möglichkeiten es gibt, um die Beschwerden zu lindern. Informieren Sie ihn auch, wenn Sie unter „antizipatorischem Erbrechen" leiden, d. h., wenn Ihnen bereits vor der Behandlung übel ist und Sie sich „in Erwartung" der Chemotherapie erbrechen müssen. Auch dafür gibt es wirksame Medikamente.

Wie Sie sich helfen können

- Kauen Sie langsam und immer mal wieder zwischendurch einen Zwieback, Knäckebrot, getoastetes Brot, Butterkeks oder Salzgebäck (auch während der Therapie).
- Viele kleine Mahlzeiten, über den Tag (und über die Nacht) verteilt, können helfen, Magenschmerzen und Übelkeit einzudämmen.
- Trinken Sie ganz langsam und nur in kleinen Schlucken.
- Ingwer – als Tee oder Gewürz in Speisen – hilft gegen Übelkeit. Trinken Sie, so oft Sie wollen und so scharf es Ihr Geschmack (und die Schleimhaut) mag.
- Auch andere „warme" Gewürze sind sehr wirksam: Kardamom, Koriander, Kreuzkümmel, Zimt, Vanille, Anis, Kümmel oder Fenchel.
- Essen Sie eher Gerichte mit möglichst wenigen Zutaten. Sie können dann leicht erkennen, wogegen Sie eine Aversion entwickeln und dieses in Zukunft besser meiden.
- Bevorzugen Sie leicht verdauliche Gemüse wie gedünstete Möhren, Fenchel oder Gurken. Ganz besonders bekömmlich ist gedünsteter grüner Salat.

- Sie verbessern die Bekömmlichkeit von Gemüse, besonders von Kohlsorten, wenn Sie sie kurz blanchieren.
- Bittere Gemüsearten helfen nicht nur bei Appetitlosigkeit, sondern auch gegen Übelkeit: Chicorée, Endivie, Rauke, Radicchio oder Löwenzahn, die auch leicht gedünstet gut bekömmlich sind.
- Kochen Sie Gemüse weich und zerkleinern es:
  - ☐ passierte Kartoffel-, Brokkoli-, Spargel-, Tomaten- und andere Gemüsesuppen, mit Sahne (süß oder sauer) verfeinert.
  - ☐ Kartoffelpüree, kurze Nudeln oder Risotto neben weich gekochtem Gemüse auf dem Teller anrichten.
  - ☐ Bereiten Sie Fleisch, z. B. Geflügel, gedünstet oder gekocht als Ragout oder Geschnetzeltes zu.
- Haferflocken sind sehr wirksam gegen Übelkeit, Unwohlsein, bei Magen-Darm-Problemen und Erbrechen:
  - ☐ Sie können die Flocken (am besten sind in diesem Fall die zarten Schmelzflocken) mit Wasser (oder Milch) aufkochen und anschließend etwas Sahne zugeben.
  - ☐ Würzen Sie den Haferbrei nach Belieben mit etwas Salz und Kräutern, Zucker oder Honig und geben Sie, wenn Sie mögen, frisches, gedünstetes Obst oder Babygläschen dazu.
  - ☐ Ganz einfach ist es, wenn Sie Haferflocken (Schmelzflocken) in eine heiße Brühe (Instant, z. B. aus dem Reformhaus) einrühren und darin etwas quellen lassen. Der Haferbrei sollte aber nicht zu flüssig sein.
  - ☐ Sie können Leinsamen anstelle der Haferflocken oder in Kombination damit verwenden. Er enthält ebenfalls Schleimstoffe, die die Magen- und Darmschleimhaut schützen. Am besten eignet sich gebrochener oder geschroteter Leinsamen.
  - ☐ Sie können ihn wie Haferflocken in eine Brühe einrühren und langsam „schlürfen".
  - ☐ Bei akuten Schmerzen im Magen- und im Darm-Bereich lassen Sie Leinsamen kurz in lauwarmem Wasser ausquellen und löffeln Sie diese Gallerte lang-

sam aus. Auch der Schleim allein (den Sie durch Ab-
kochung gewinnen können) schützt die Schleimhäute
(⤳ Seite 98).

☐ Leinsamen schmeckt und bekommt außerdem gut in
Joghurt.

> Brühen wirken auch beruhigend während einer längeren
> Chemotherapie-Infusion. Sie können Schluck für Schluck
> davon trinken und Ihren Magen beruhigen.

■ Wenn Ihnen besonders morgens übel ist: Lassen Sie sich
schwarzen oder grünen Tee mit Honig und etwas Toast
oder Butterkeks ans Bett bringen und trinken Sie vor dem
Aufstehen. Das stützt den Kreislauf und nimmt die Mor-
genübelkeit.

Sie sollten besser verzichten auf
■ stark blähende Speisen (Hülsenfrüchte, Kohl)
■ üppige, stark würzige Speisen
■ sehr fette Fleisch- und Wurstsorten
■ scharf Gebratenes, Paniertes oder Frittiertes

Was Ihnen sonst noch helfen kann
■ Leibwickel oder Wärmflaschen beruhigen den Magen.
■ Lagern Sie den Kopf beim Liegen etwas hoch.
■ Tragen Sie keine engen Kleidungsstücke oder Gürtel.
■ Lenken Sie sich mit Lesen oder Fernsehen ab.

Magenbeschwerden

Reizungen der Magenschleimhaut äußern sich häufig durch Völlegefühl, ganz besonders aber durch saures Aufstoßen, das bis in die Mundhöhle hinein ein ätzendes, saures Gefühl erzeugt. Sehr häufig tritt dieser Reflux im Liegen auf.

Wie Sie sich helfen können

- Viele kleine Mahlzeiten über den Tag verteilt vermindern die Beschwerden.
- Essen Sie früh zu Abend (2 bis 3 Stunden vor dem Schlafengehen).
- Kleine, eiweißreiche Mahlzeiten wie mageres Fleisch, magerer Käse, Quark oder Eiweißpulver vermindern die Symptome von saurem Aufstoßen (Refluxösophagitis), denn Eiweiß neutralisiert die Magensäure.
- Ihr Magen sollte nie ganz leer sein: Knabbern Sie zwischendurch Zwieback, getoastetes Brot oder Knäckebrot – das trockene Brot „saugt" die überschüssige Magensäure auf.
- Bereiten Sie Ihre Speisen schonend zu: dünsten, dämpfen oder köcheln (scharfes Braten erzeugt Röststoffe, die wiederum die Magensäure locken).
- Verwenden Sie reines, unerhitztes Fett wie Butter oder kalt gepresstes Öl.
- Süßen Sie mit Honig; er bekommt Ihnen besser als Zucker.
- Wenn Sie Lust auf Schokolade haben, probieren Sie Schokolade mit einem hohen (mehr als 70 %) Kakaoanteil.
- Würzen Sie vorsichtig, besonders mit Salz.
- Trinken Sie nicht zum Essen und bevorzugen Sie nicht zu flüssige Speisen – Festes bleibt eher im Magen.
- Leinsamen(schleim) schützt die empfindlichen Schleimhäute des Magens und der Speiseröhre, die durch das Sodbrennen schmerzhaft gereizt sein können.

- Ingwer-Tee und Tee-Mischungen mit indischen Gewürzen (z. B. Yogi-Tee) „streicheln" sanft den Magen.

Was Sie besser meiden sollten

- Zucker, süße Speisen und Kuchen, auch Trockenfrüchte und Obstkonserven mit viel Zucker, süße Limonaden, Speiseeis
- fettreiche Mahlzeiten, besonders wenn sie gebraten, frittiert oder paniert sind
- gepökelte oder stark geräucherte Wurst- oder Fleisch- waren
- scharf gewürzte und sehr saure Speisen, sehr saures Obst oder sauer eingelegte Gemüse
- sehr heiße oder eiskalte Speisen und Getränke
- Kaffee, schwarzer und Pfefferminz-Tee und Cola-Ge- tränke. Sie enthalten Stoffe, die die Bildung der Magen- säure anregen.
- Kakao und Alkohol

Weitere Tipps, um die Beschwerden zu lindern

- Gehen Sie nach den Mahlzeiten ein wenig spazieren.
- Legen Sie sich auf die linke Körperseite, das mindert das Sodbrennen, da der Magen sich in die linke Oberbauch- hälfte ausdehnt. Der saure Speisebrei verbleibt auf diese Weise im Magensack.
- Achten Sie darauf, welche Lebensmittel oder Speisen das Sodbrennen fördern und meiden Sie diese.
- Wenn Sie beobachten, dass sich die Beschwerden durch Milch verschlimmern, machen Sie einen Test auf Lakto- seintoleranz.
- Medikamente, die die Bildung der Magensäure reduzie- ren. Sprechen Sie bitte mit Ihrem Arzt darüber.

Bitte beachten Sie auch die Tipps, die Sie unter Appetitlo- sigkeit (⸱⸱⸱⧽ Seite 89) und Übelkeit (⸱⸱⸱⧽ Seite 107) finden, sie können auch in diesem Fall hilfreich sein.

Darmprobleme

Durch eine Chemotherapie oder Bestrahlung im Bauchraum können ebenfalls die empfindlichen Schleimhautzellen, die den gesamten Darm auskleiden, geschädigt werden und als Folge können Schmerzen, Brennen, Durchfälle oder Verstopfung auftreten. Außerdem wird die natürliche Darmflora gestört und als Folge davon können krankmachende Bakterien den Darm besiedeln und die Durchfälle verschlimmern.

Durchfall

Durchfälle sind nicht nur lästig, weil man überall dort, wo man sich gerade befindet, nach einer passenden (und hygienischen) Örtlichkeit suchen muss; sie schwächen den Körper auch durch Verlust von Flüssigkeit und Mineralstoffen und sind nicht selten mit Schmerzen oder Krämpfen verbunden.

Während Sie die verletzte Schleimhaut in Mund oder Nase durch Spray benetzen können, wird das im Magen-Darm-Trakt schwierig. Direkt lassen sich die Entzündungen nicht behandeln, das funktioniert nur indirekt mithilfe bestimmter Lebensmittel.

Wie Sie sich helfen können

- **Schleimsuppen** können Ihren Magen und Darm von innen „eincremen". Bereiten Sie diese „Cremesuppen" aus Haferflocken, Reis, Gersten, Graupen oder Leinsamenschrot, die Sie am besten pikant würzen mit Salz, Brühe und Kräutern wie Petersilie, Dill oder anderen Gewürzen, die Ihnen schmecken. Diese Suppen können Sie zusammen mit Anis-, Fenchel- oder Kümmelsamen kochen, das wirkt gleichzeitig entkrampfend und hilft gegen Blähungen.

- Es gibt auch **Trockenschleimpräparate,** die das lästige Suppenkochen überflüssig machen, wie z. B. Johannisbrotkernmehl. Es hat eine enorme Quellfähigkeit und wirkt daher nicht nur „stopfend", sondern auch entgiftend. Lösen Sie 30 bis 40 g in 1 l Wasser oder Tee und trinken Sie das über den Tag verteilt oder rühren Sie es in die Speisen.
  Arobon®-Pulver ist eine gebrauchsfertige Mischung aus Johannisbrotkernmehl, Kakao und Kartoffelstärke und wirkt ebenfalls gegen Durchfall und gleichzeitig entgiftend.
- Sie können kräftiger salzen, als Sie es gewohnt sind. Mit dem wässrigen Durchfall geht viel Salz verloren, das Sie auf diese Weise ersetzen können.
- Folgende Gemüse werden Ihnen gut bekommen:
  - ☐ Möhren mit Kartoffeln „durcheinander gekocht"
  - ☐ Petersilienwurzel, Pastinake, Topinambur
  - ☐ Fenchel, Sellerie, junge Kohlrabi
  - ☐ Artischocke, Zucchini, Aubergine, gehäutete Tomate
  - ☐ bittere Gemüse (⋯⟩ Seite 108)
  - ☐ Babyzubereitungen: Obst- und Gemüsegläschen
- Fleisch oder Fisch, gedünstet, als Ragout oder Frikassee
- Eier, weich gekocht oder als Rührei
- (Mit der Schale) geriebener Apfel (3 bis 5 Mal täglich), vielleicht mit Schmelzflocken vermischt. Das im Apfel enthaltene Pektin dickt den Stuhl ein und wirkt entgiftend (⋯⟩ Seite 160, wasserlösliche Ballaststoffe).
- Eine weiche, zerdrückte Banane (vielleicht zusammen mit einem Apfel); ein Löffel Joghurt oder saure Sahne dazu schmeckt sehr erfrischend.
- Blaubeeren (auch tiefgefrorene) mit etwas Joghurt sind bekömmlich und wirken stopfend.
- Trockenobst, z. B. Aprikosen, ersetzt verloren gegangenes Kalium.
- Toasten Sie Ihr Brot! Essen Sie kein Vollkornbrot mit dicken, sichtbaren Körnern, sondern probieren Sie Brot mit fein vermahlenem (Vollkorn-)Mehl oder bevorzugen Sie Weißbrot.

■ Schwarzer Tee: Lassen Sie ihn ca. 20 Min. ziehen, damit die Gerbstoffe in den Sud übergehen; süßen Sie mit etwas Zucker und salzen Sie das Getränk ein wenig.

> **! Gut zu wissen**
>
> • Zucker und Salz binden Wasser und dicken so den Stuhl etwas ein.
> • Verwenden Sie keinen Süßstoff, verschiedene Süßstoffe können den Durchfall verstärken, auch Honig wirkt eher abführend.

■ Anstelle von schwarzem Tee eignen sich auch grüner Tee sowie Aufgüsse von getrockneten Brombeer-, Erdbeer- und Pfefferminzblättern, aus Kamillenblüten oder getrockneten Heidelbeeren (1 Esslöffel mit ½ l kochendem Wasser übergießen, 12 Stunden ziehen lassen).

■ Heidelbeermuttersaft (Reformhaus) mit Wasser verdünnt wirkt ebenfalls stopfend.

■ Schokolade mit einem Kakaogehalt von mehr als 70 Prozent wirkt fast wie ein Medikament. Sie werden sich sehr schnell an den etwas bitteren Geschmack gewöhnen, probieren Sie sie einfach einmal aus.

■ Wasserkakao: Dazu mischen Sie reines Kakaopulver nach Geschmack mit kochendem Wasser und süßen mit etwas Zucker.

Was Sie besser meiden sollten

■ Alles, von dem Sie wissen, dass es Ihnen Unbehagen bereitet oder Durchfälle fördert (am besten fertigen Sie sich eine Liste an)

■ Rohes Obst, bis auf die oben genannten Sorten, und Obstsäfte

■ Rohes Gemüse

■ Spinat, auch gekocht, wirkt stark abführend

■ Fette, gebratene, frittierte oder panierte Speisen

- Milch kann, besonders nach Operationen im Magen-Darm-Trakt, Durchfall und Blähungen bewirken. Versuchen Sie auf Joghurt oder Quark auszuweichen und lassen Sie einen Test auf Laktoseintoleranz machen.
- Kohlensäurehaltige Getränke
- Magnesium-Brausetabletten
- sogenannte Zuckeraustauschstoffe, z. B. Sorbit, Isomalt

> **! Wichtig**
>
> Informieren Sie in jedem Fall Ihren Arzt, wenn der Durchfall länger als drei Tage anhält. Er kann Ihnen Medikamente, z. B. mit dem Wirkstoff Loperamid, verschreiben, die die Darmbewegung hemmen oder, wenn es nötig ist, vorübergehend opiumhaltige Tropfen.

Weitere Tipps, um die Beschwerden zu lindern

- Starke Durchfälle gehen nicht nur mit großem Flüssigkeitsverlust einher, auch Vitamine und Mineralstoffe werden nicht optimal ausgenutzt, so dass Sie eventuell Vitamin- und Mineralstoffpräparate einnehmen sollten (⸱⸱⸱❯ Seite 131), fragen Sie Ihren Arzt.
- Wenn Ihre Bauchspeicheldrüse oder der Dünndarm betroffen sind und daher die Enzymproduktion für eine komplette Aufspaltung der Nahrungsbestandteile nicht ausreicht, leiden Sie vielleicht unter Fettstühlen. Dann können Enzym-Präparate (Verdauungsenzyme) helfen. Sprechen Sie Ihren Arzt darauf an (weitere Informationen ⸱⸱⸱❯ Seite 157).
- Heilerde (Apotheke), nach Vorschrift angewandt: Verrühren Sie ein bis zwei Teelöffel Heilerde in einem halben Glas Wasser oder Tee und trinken Sie die Mischung in kleinen Schlucken. Für unterwegs gibt es auch Heilerde-Kapseln.
- Smektit, ein Tonmineral (Colina®, Apotheke), schützt die Magen- und Darmschleimhaut.
- Kaolin (weißer Ton) ist ein altes Hausmittel gegen Durchfall.

- Apfelpektinflocken sind noch wirksamer als der geriebene Apfel. Sie bekommen sie im Reformhaus – achten Sie bitte darauf, dass Sie „Flocken" kaufen, andernfalls erhalten Sie „Pektin", das man zum Gelieren verwendet. Lassen Sie sich nicht irritieren, dass auf der Dose „wirkt leicht abführend" steht. Apfelpektin wirkt normalisierend auf die Stuhlbeschaffenheit, es kann sowohl den Durchfall verbessern als auch die Verstopfung.
- Flohsamenhüllen (z. B. als Mucofalk® oder Flosa® im Handel). Wie Apfelpektinflocken sind auch Flohsamenhüllen gleichzeitig geeignet, wenn der Stuhl hart ist und Sie zu Verstopfung neigen. Lassen Sie sich davon bitte nicht irritieren.
- Uzarawurzel (Apotheke, als Tropfen oder Tabletten) reguliert die Bewegung der Darmmuskulatur und löst Darmkrämpfe, lindert Übelkeit und Erbrechen.
- Gerbsäurehaltige Medikamente wie z. B. Tannacomp® oder Tanalbin®, die einen Schutzfilm auf der Darmschleimhaut bilden und den Stuhl eindicken
- Glukose-Elektrolyt-Lösungen (Zucker-Mineralstoff-Lösungen, Apotheke)
- Trinken Sie viel, um den Flüssigkeitsverlust auszugleichen (besser nicht zum Essen, sondern danach). Empfehlenswert sind isotone Getränke wie
  - ☐ Obst- und Gemüseschorle
  - ☐ Kräutertee
  - ☐ alkoholfreies Bier (quirlen Sie die Kohlensäure heraus!)
  - ☐ Sportgetränke
- Es ist hilfreich, die gestörte Darmflora wieder aufzubauen (das fördert auch das Immunsystem, ⋯→ Seite 200). Dabei helfen milchsaure Lebensmittel wie Joghurt, aber auch milchsauer vergorener Möhrensaft, oder, wenn Sie es mögen, milchsauer eingelegter Ingwer, den Sie in asiatischen Geschäften kaufen können.
- Es gibt außerdem Medikamente, die den Aufbau der Darmflora unterstützen (Probiotika, ⋯→ Seite 66) und den Stuhl regulieren helfen. Bitte fragen Sie Ihren Arzt danach.

> **! Wichtig**
>
> Präparate mit der Hefe Saccharomyces boulardii dürfen Sie
> nicht während der Chemotherapie einnehmen; die Gefahr,
> dass sich Pilze ansiedeln können, ist zu groß.

- Entspannungsübungen – der Darm ist mit einem dichten
  Netz von etwa 100 Millionen Nervenzellen umgeben, dem
  Bauchhirn, das sehr sensibel gegenüber Stress ist und
  mit Durchfällen darauf reagiert.
- Schwere Durchfälle haben oft schmerzhafte Reizungen
  am Darmausgang zur Folge, so dass jeder weitere Stuhl-
  gang zur Qual wird und selbst das Sitzen Schmerzen
  bereitet.
  - ☐ Besorgen Sie sich ein Hämorrhoiden-Kissen oder
    einen Schwimmring, auf dem Sie schmerzfrei sitzen
    können.
  - ☐ Benutzen Sie besonders weiches Toilettenpapier oder
    mildes, feuchtes oder ölgetränktes Toilettenpapier
    (vielleicht sogar Reinigungstücher für Babys).
  - ☐ Sitzbäder mit Kamille oder Ringelblumenextrakt lin-
    dern Schmerzen – Toiletteneinsätze für Sitzbäder gibt
    es im Sanitätshaus.
  - ☐ Cremes und Salben, speziell für die Analregion, schaf-
    fen Linderung, in schlimmen Fällen auch solche mit
    etwas Cortison.
  - ☐ Tragen Sie bequeme Schlüpfer, die nicht scheuern
    oder reiben, gegebenenfalls Slipeinlagen, die es für
    Damen und Herren gibt.

**Weitere Tipps und Infor-
mationen zum Thema
Durchfall finden Sie auch
auf Seite 112ff.**

Verstopfung

Während der Chemotherapie, aber auch in den behand-
lungsfreien Phasen, können durch Schmerzmittel oder andere Medikamente Verstopfung (Obstipationen) auftreten,
manchmal im Wechsel mit Durchfällen. Wie bei Diarrhöen

kann die Verstopfung mit Schmerzen, Krämpfen oder Blähungen verbunden sein. Besonders der Stuhlgang oder der Reiz, aufs Klo zu müssen, können sehr schmerzhaft werden und die Analregion empfindlich reizen.

Wie Sie sich helfen können

- Leinsamen, geschrotet, z. B. in Joghurt gerührt oder über Obstsalat gestreut
- Müsli aus verschiedenen Getreideflocken und anderen Ballaststoffen (⟶ Seite 64) mit frischem Obst und Joghurt oder Sahne (z. B. Bircher Müsli)
- Morgens auf nüchternen Magen (wenn es Ihnen gut bekommt) und zwischendurch ein Glas kaltes oder lauwarmes Wasser oder ein Glas Obstessig mit Wasser und nach Belieben etwas Honig. Achten Sie bitte immer auf die Verträglichkeit. Wenn Sie beispielsweise unter Appetitlosigkeit leiden, schauen Sie lieber dort nach den Getränken, die gut für Sie sind.
- Magnesium-Brausetabletten, wenn Ihr Arzt sie Ihnen verschrieben hat
- Sauerkraut(saft)
- Verwenden Sie Milchzucker (kann blähend wirken!) zum Süßen. Lactulose aus Milchzucker (Apotheke) ist ein milchiger Sirup, der leicht abführend wirkt, ohne dass die Gefahr einer Gewöhnung besteht.

! Gut zu wissen

Ballaststoffe wie Leinsamen oder Müsli nützen nicht, wenn Sie nicht genügend dazu trinken; im Gegenteil: Ohne Flüssigkeit können sie die Verstopfung noch verstärken!

Geeignete Getränke sind:

- Wasser, Schorle mit und ohne Kohlensäure
- Obstsäfte (auch Obst- und Gemüsezubereitungen und Säfte für Babys)
- Kaffee, Tee
- Saftige Obstsorten, z. B. Melonen

Weitere Tipps, um die Beschwerden zu lindern

- Vorsichtige Bauchmassage im Bett: Die Hand mit sanftem Druck auf der rechten Seite aufsteigend von der Leiste bis zum Nabel, von dort zur linken Leistenseite absteigend führen und neu beginnen.
- Lassen Sie sich Zeit auf der Toilette.
- Acidophilus-Präparate (auch verschiedene Joghurtprodukte mit Lactobazillen) oder Präparate mit E. coli (wie Symbioflor®, Apotheke) helfen dabei, die normale Darmflora wieder herzustellen. Lassen Sie sich gut beraten, damit Sie das für Sie geeignete Präparat bekommen!
- Wenn nur der erste Teil des Stuhles hart ist und die Entleerung daher schmerzhaft wird: Helfen Sie sich mit Glycerin-Zäpfchen, die Sie griffbereit haben sollten. Auch Mini-Klistiere können Ihnen Erleichterung verschaffen.

Auf keinen Fall sollten Sie sofort zu Abführmitteln greifen. Sie schaffen zwar für den Augenblick Erleichterung, aber verschlimmern die Verstopfung auf Dauer und können schmerzhafte Entzündungen hervorrufen. Auch frei verkäufliche, vermeintlich harmlose abführende Tees, die z. B. Sennesblätter oder Faulbaumrinde enthalten, können zu schlimmen Durchfällen und bei Dauergebrauch zur Gewöhnung und Schmerzen führen.

Verschiedene Medikamente, wie Codein oder Morphin, können zu quälender Verstopfung führen, die allein durch die zuvor erwähnten „natürlichen" Hilfsmittel nicht behoben werden kann. In solchen Fällen fragen Sie bitte Ihren Arzt, es gibt spezielle Abführmittel (z. B. mit dem Wirkstoff Macrogol 3350), die auch für längeren Gebrauch zugelassen und geeignet sind.

Missempfindung und Schmerzen in den Gelenken (Polyneuropathie)

Einige Chemotherapeutika und andere Substanzen können unangenehme Sensibilitätsstörungen hervorrufen: Kribbeln an Händen und Füßen, Taubheitsgefühl, Druckempfindlichkeit bis hin zu Schmerzen und unsicherem Gehen.

Wie Sie sich helfen können

- Omega-3-Fettsäuren verringern Entzündungen und verbessern die Durchblutung (⸱⸱⸱⸱→ Seite 42).
- Kalzium und Magnesium können ebenfalls die Symptome verbessern.
- Vitamin B1 gilt als Nervenvitamin; es spielt eine große Rolle beim Energiestoffwechsel der Nervenzellen. Besser als das natürliche, wasserlösliche Vitamin wirkt die fettlösliche Variante Benfotiamin, die Sie als Medikament einnehmen können. Fragen Sie bitte Ihren Arzt.
- Alpha-Liponsäure, ebenfalls als Medikament eingenommen, kann die Störungen lindern, fragen Sie bitte auch danach Ihren Arzt.

Weitere Tipps, um die Beschwerden zu lindern

- Massagen, Physiotherapie und leichte körperliche Bewegung
- Kneipp'sche Güsse oder Wechselbäder an Füßen oder Armen verbessern die Reizleitung.
- ein Noppenball, den Sie zwischen den Händen oder mit der Fußsohle hin und her bewegen
- ein Softball, den Sie mit Händen und Füßen zusammendrücken

- eine Kette mit Holzkugeln, die Sie durch die Finger gleiten lassen

Wenn Sie unter Polyneuropathie leiden, sollten Sie außerdem folgende **Vorsichtsmaßnahmen** beachten:

- Da Ihr Schmerzempfinden gestört sein kann, spüren Sie möglicherweise gar nicht, wenn Sie sich verletzen – was zu gefährlichen Entzündungen führen kann:
  - ☐ Seien Sie äußerst vorsichtig bei der Nagelpflege von Händen und Füßen.
  - ☐ Tragen Sie bei der Gartenarbeit Handschuhe.
  - ☐ Kontrollieren Sie die Wassertemperatur genau, damit Sie sich nicht verbrennen.
- Wenn Sie besonders unter Störungen im Bereich der Beine leiden, sollten Sie
  - ☐ in der Wohnung alles forträumen oder beseitigen, worüber Sie stolpern könnten, z. B. Kinderspielzeug, Teppichkanten und Ähnliches.
  - ☐ in die Dusche oder Badewanne eine rutschsichere Unterlage kleben.

Mangel an weißen Blutkörperchen (Neutropenie)

Wenn Ihr Arzt festgestellt hat, dass Ihre Leukozytenzahl unter einen bestimmten Wert gesunken ist (Neutropenie), bedeutet das für Sie, dass eine ausreichende Immunabwehr nicht gewährleistet und Ihr Risiko für schwere Infektionen drastisch gestiegen ist.

Was Sie dringend beachten sollten

- Beobachten Sie sich während dieser Zeit ganz genau und bei den geringsten Anzeichen von Fieber, Schüttelfrost, Benommenheit, Unwohlsein usw. benachrichtigen Sie sofort Ihren Arzt, damit schnellstens Gegenmaßnahmen ergriffen werden können.
- Vermeiden Sie Infektionsherde wie Menschenansammlungen, Nähe zu Haustieren usw.
- Machen Sie keine Gartenarbeit oder arbeiten mit Blumenerde. Es besteht die Gefahr einer schweren Pilzinfektion durch Sporen, auch bei Schnittblumen sollten Sie sehr vorsichtig sein.
- Betreiben Sie eine weit über das normale Maß hinausgehende Körper- und Umgebungshygiene.
- Essen Sie keine Rohmilchprodukte und keine Speisen mit rohen Eiern.
- Essen Sie in dieser Zeit keine Schimmelkäse, wie Camembert, Blau- oder Weißschimmelkäse.
- Essen Sie nur gut durchgebratenes Fleisch (nicht rot oder rosa).
- Verzichten Sie auf Rohwurstprodukte, wie Mettwurst, Salami oder Teewurst.
- Verzichten Sie besser auf Salate und bevorzugen Sie während dieser Zeit gekochte Gemüse.
- Wenn Sie aufgewärmte Speisen essen: Kochen Sie das Essen noch einmal richtig durch, nur erwärmen reicht nicht! Bevorzugen Sie besser frisch zubereitete Mahlzeiten oder frieren Sie Gerichte sofort nach der Zubereitung ein und erhitzen Sie sie vor dem Verzehr ausreichend.
- Beachten Sie bei verpackten Lebensmitteln den Hinweis zur Haltbarkeit.

Weitere Informationen erhalten Sie bei der Deutschen Krebsgesellschaft (z. B. unter www.krebsgesellschaft.de/download/neutropenie.pdf).

Beschwerden durch antihormonelle Therapien

Hormone sind chemische Botenstoffe, die zwischen Zellen, Geweben und Organen Informationen übermitteln, auch wenn sie im Körper weit voneinander entfernt liegen. Die Zielorgane besitzen „Schlüssellöcher" (Rezeptoren), in die die Hormone wie ein Schlüssel passen, so dass nur die entsprechenden Organe die für sie bestimmten Informationen empfangen können. Erst wenn der Schlüssel im Schloss steckt, kann das Hormon aktiv werden. Je mehr Rezeptoren ein Organ besitzt, desto mehr Hormone können andocken und desto intensiver ist seine Aktivität.

 Wie Hormone unsere Körperfunktionen steuern

Hormone verlangsamen oder beschleunigen Stoffwechselvorgänge, regen die Zellteilung an oder bremsen sie, bestimmen das Hunger- und Sättigungsgefühl; andere, wie z. B. Adrenalin und Noradrenalin, versetzen bei Stress Nerven und Gehirn in Alarmbereitschaft, oder wieder andere, die Geschlechtshormone, regeln die Fruchtbarkeit von Mann und Frau und den Monatszyklus der Frau.

Die Oberaufsicht über die Hormonspiegel hat der Hypothalamus, ein Teil des Zwischenhirns. Hier laufen alle Informationen und Reize der Umgebung und des Stoffwechsels zusammen, wie Gefühle, Gedanken, Kälte und Wärme oder Versorgungsmängel. Diese Botschaften wertet der Hypothalamus aus und gibt der Hirnanhangsdrüse (Hypophyse) Signale, je nach Bedarf bestimmte Hormone zu bilden und zum Zielorgan zu schicken. Die Hormonspiegel im Blut müssen in möglichst gleichbleibender Konzentration gehalten werden, denn schon kleinste Schwankungen können zu schwerwiegenden Folgen für den Menschen führen. Daher gibt es eine Rückkopplung: Übersteigt die Hormonkonzentration eine bestimmte Schwelle, wird die Produktion sofort eingestellt.

Die Hormone Insulin und Glucagon werden allerdings nicht durch den Hypothalamus kontrolliert, sondern direkt von der Höhe des Blutzuckerspiegels beeinflusst.

Wie alle anderen Organe besitzen auch die Geschlechtsorgane Rezeptoren für Hormone, bei Frauen sind das u. a. die Brustdrüsen mit Rezeptoren für Östrogen und Progesteron. Manche Krebszellen – besonders bei Brustkrebs – besitzen diese Rezeptoren ebenfalls (Hormonrezeptor-positive Tumore), an die sich Hormone andocken können. Dieser Hormonrezeptor-Komplex bewirkt, dass sich die Tumorzellen schneller teilen, der Tumor also schneller wächst. Wenn ein Hormonrezeptor-positiver Tumor diagnostiziert ist, wird in der Regel eine antihormonelle Therapie eingeleitet, die das Zellwachstum bremsen soll. Auch bei Prostatakrebs kann mithilfe einer Antihormontherapie das Tumorwachstum gestoppt werden.

Beschwerden durch Antihormontherapie

Da diese Therapien den Hormonspiegel senken, sind Beschwerden bei Mann und Frau möglich, wie sie typisch für die Wechseljahre der Frau sind: Hitzewallungen, Schweißausbrüche, Gelenkschwellungen, Gewichtszunahme, Trockenheit der Schleimhäute, Kopfschmerzen, Reizbarkeit bis hin zu Depressionen. Infolge des niedrigeren Hormonspiegels können auch Verlust der Libido oder Erektionsstörungen auftreten. Außerdem steigt die Gefahr für Osteoporose und Herz-Kreislauf-Erkrankungen, gegen die die Geschlechtshormone eine gewisse Schutzwirkung besitzen.

Es sind aber nicht nur die körperlichen Beschwerden, unter denen Frauen und Männer bei einer Antihormontherapie leiden können. Auch die Psyche kann tief verletzt sein durch das Gefühl, die eigene Weiblichkeit bzw. Männlichkeit zu verlieren.

Wenn Sie unter ähnlichen Problemen und Ängsten leiden, sprechen Sie mit Ihrem Partner bzw. Ihrer Partnerin darüber, um gemeinsam einen Weg zu finden. Aber scheuen Sie auch nicht, professionelle Unterstützung bei Ihrem Arzt, einem Psychologen oder Psychoonkologen in Anspruch zu nehmen. Viele Menschen, vor allem Männer, nehmen schon bei dem

Gedanken an eine Psychotherapie eine Abwehrstellung ein – „Das kann ich allein stemmen, ich brauche diesen Psychoquatsch nicht ..." –, vergessen dabei aber, dass die Therapie einen Menschen nicht umkrempelt oder grundsätzlich verändert, sondern Wege aufzeigt, mit sich selbst und den Schwierigkeiten umzugehen – Möglichkeiten, an die Sie selbst vielleicht nie gedacht haben. Durch die Gespräche mit einem Psychologen finden Sie zu sich selbst, zu Freuden und Ideen, die längst verschüttet waren – oder neue Ziele, die Sie erfüllen.

Sport und Entspannung

Gegen körperliche und seelische Beschwerden helfen – auch hier – Sport und Entspannung (⟶ Seite 192ff.). Körperliche Aktivität vermittelt ein positives Körpergefühl, baut Stressfaktoren ab, schützt vor Herz-Kreislauf-Erkankungen und Osteoporose. Weiterer positiver Effekt: Wenn Sie beim Sport schwitzen, reduzieren Sie Hitzewallungen und Schweißausbrüche im täglichen Leben.

Entspannungsübungen wie autogenes Training, progressive Muskelentspannung, Yoga, Tai-Chi, Qigong und viele weitere Methoden helfen, Stress abzubauen und Panikattacken vorzubeugen – Sie sollten dieses Training aber unter professioneller Anleitung beginnen.

Entspannung gegen Stress

Was Sie gegen Schweißausbrüche tun können

■ Wechselduschen mit lauwarmem und warmem Wasser – nicht kalt oder heiß, das provoziert das Schwitzen. Auch das feuchtwarme Klima in der Sauna trainiert das Schwitzen – aber Vorsicht beim Lymphödem (⟶ Seite 141)!

■ Kneipp'sche Güsse, z. B. kaltes Wasser, das Sie sich über die Handgelenke laufen lassen, oder Wassertreten.

■ Pflegen Sie Ihre Haut mit kühlendem Körpergel oder Franzbranntwein.

☐ Vor dem Austrocknen schützen Cremes oder Lotionen mit Harnstoff (Urea).

- ☐ Gegen hormonbedingten Haarausfall helfen koffeinhaltige Shampoos und Spülungen.
- ■ Tragen Sie leichte Kleidung im „Zwiebellook", also mehrere Schichten übereinander, die Sie nach Bedarf aus- und wieder anziehen können.
- ■ Wählen Sie Bekleidung, die Schweiß aufsaugt (wie Sportunterwäsche) und die leicht zu waschen ist.
- ■ Tragen Sie keine beengende, einschnürende Kleidung.
- ■ Versuchen Sie nicht, die Schweißausbrüche „auszutrocknen", sondern trinken Sie reichlich, um den Flüssigkeitsverlust auszugleichen.
- ■ Vermeiden Sie scharfe Speisen, die Ihnen die Hitze ins Gesicht treiben.
- ■ Seien Sie vorsichtig mit Kaffee und schwarzem Tee, auch die können zu einem „hot flush" führen.
- ■ Verzehren Sie regelmäßig geschroteten Leinsamen.

Wenn Sie unter **Schlaflosigkeit und nächtlichen Hitzeattacken** leiden, duschen Sie sich, trocknen sich aber nicht ab, sondern wickeln sich in ein Badehandtuch oder Laken und gehen Sie feucht wieder zu Bett. Das fühlt sich zunächst unangenehm an, bald werden Sie aber entspannt einschlafen.

Was Sie mit Ihrem Arzt besprechen sollten
- ■ Die Einnahme von Kalziumtabletten und Vitamin D3 zur Vorsorge gegen Osteoporose,
- ■ mögliche medikamentöse Hilfe gegen Hitzewallungen, Schweißausbrüche und andere Beschwerden, wie z. B. Präparate mit Traubensilberkerze (Cimicifuga racemosa),
- ■ ob Baldrian-Präparate als Einschlafhilfe oder Johanniskraut-Tabletten gegen depressive Verstimmungen für Sie geeignet sind,
- ■ was Sie gegen Libido-Verlust, Scheidentrockenheit oder Erektionsstörungen tun können.

> **!** **Gut zu wissen**
>
> Bitte nehmen Sie ohne Rücksprache mit Ihrem Arzt keine
> Tabletten mit Phytoöstrogenen (Isoflavonen) ein, die gegen
> Wechseljahresbeschwerden helfen sollen (⟶ Seite 63). Mögli-
> cherweise mindern diese die Wirkung der Antihormontherapie
> und verschlechtern damit die Therapieergebnisse!

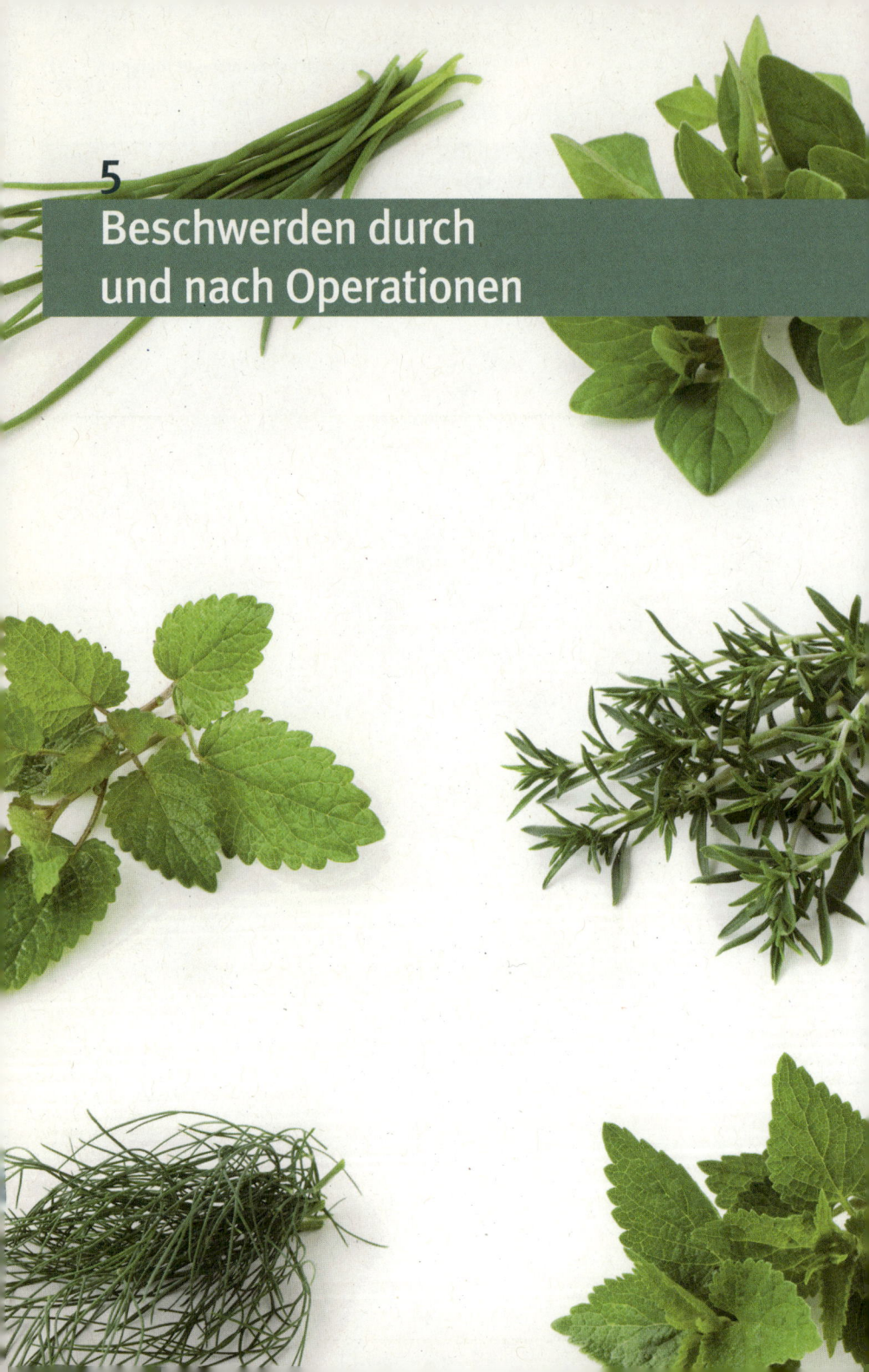

5

Beschwerden durch und nach Operationen

Im Folgenden werden Sie erfahren, wie Sie sich nach einer Operation helfen können, um schnell wieder zu Kräften zu kommen. Sie finden Empfehlungen und Ratschläge, wie Sie Beschwerden lindern, die nach Operationen auftreten können.

Wenn es Ihnen wieder gut geht und die Operation liegt schon eine Weile hinter Ihnen, brauchen Sie in der Regel keine besondere Verhaltens- oder Ernährungsweisen zu beachten, es sei denn, Verdauungsorgane sind direkt oder indirekt betroffen (⋯→ Seite 145ff.) oder Sie haben Schwierigkeiten beim Essen und Trinken nach Operationen im Kopf- und Halsbereich. Auch nach einer Schilddrüsenoperation kann es vorübergehend zu Schluckstörungen kommen.

Wenn Sie allerdings nach einer Operation weiterhin Gewicht verlieren oder verlorenes nicht wieder zunehmen können – sei es durch Appetitlosigkeit, Unlust, Schwäche oder Schmerzen –, kann das zu einer dauerhaften Mangelernährung mit Muskelabbau, reduzierter Immunkraft oder erhöhter Entzündungsgefahr führen. Hier können die Informationen helfen, die Sie unter Appetitlosigkeit (⋯→ Seite 89) finden. In jedem Fall aber informieren Sie Ihren Arzt, er kann Ihnen Zusatznahrung (⋯→ Seite 88) verschreiben und andere unterstützende Maßnahmen ergreifen.

! Ein wichtiger Hinweis

Im Rahmen dieses Ratgebers ist es **nicht** möglich, Ihnen hilfreiche und sinnvolle Ratschläge zur Ernährung nach einer Transplantation (z. B. Knochenmark- oder Stammzelltransplantation) oder anderen Eingriffen, bei denen das Immunsystem „ausgeschaltet" wird, zu geben. Dies führt zu veränderten, speziellen Bedingungen in Körper und Stoffwechsel, die zumindest zunächst ganz besondere Maßnahmen bei der Ernährung und dem Lebensumfeld erfordern. Von Ihren Ärzten und Therapeuten im Krankenhaus erfahren Sie, was Sie essen dürfen und wie Sie und Ihre Familie sich am besten verhalten.

Was geschieht nach einer Operation im Körper?

Viele bösartige Tumore müssen durch eine Operation entfernt werden. Diese Eingriffe werden vor oder nach einer Chemotherapie oder Bestrahlung durchgeführt oder bleiben als einzige Therapie ohne weitere Maßnahmen. Mediziner sprechen von einer „Resektion", wenn z. B. ein Tumor oder Gewebeteile entfernt wurden, und von „Ektomie", wenn ein ganzes Organ entnommen wurde. Jede Operation bedeutet für den Körper zunächst einen schwerwiegenden Eingriff und fordert ihm Höchstleistungen ab.

Phase 1: Alarm

Ganz gleich, welcher Art und wo der Eingriff war, ob an der Brust, im Kopfbereich, den Lungen oder im Bauchraum, der Organismus kann nicht unterscheiden, ob die dabei entstandene Wunde durch einen Unfall oder durch eine gezielte Operation entstanden ist. Für ihn bedeutet diese Situation „Alarm" und in höchstem Maße Stress. Er bringt blitzschnell Hormone und andere Botenstoffe auf den Weg, die den Stoffwechsel im Sinne von „sofort in Ordnung bringen" aktivieren. Der Blutzuckerspiegel steigt, um die notwendige Energie bereitzustellen. Proteine, die zur Reparatur des geschädigten Gewebes nötig sind, werden aus anderen Geweben – bevorzugt den Muskeln – abgezogen und zur Wunde transportiert. Die Folge ist ein erheblicher Verlust an Muskeleiweiß – deutlich zu spüren, wenn man das Bett zum ersten Mal nach einer Operation verlässt. Man fühlt sich schlapp, kraftlos und die Beine wollen einen gar nicht mehr tragen. Diese Phase nennen Mediziner „Aggressions- und Postaggressionsstoffwechsel".

Phase 2: **Regeneration**

Darauf folgt die Regenerationsphase, während derer der Körper immer noch Schwerstarbeit leisten muss, z. B. bei der Wundheilung. Dafür benötigt er viel „Material" – für Sie bedeutet das, dass Sie Ihren Körper mit allem, was er dafür braucht, ausreichend versorgen müssen. Allen voran ist das besonders viel Eiweiß für den Muskelaufbau, damit Sie wieder zu Kräften kommen, aber natürlich auch alle anderen lebenswichtigen Nährstoffe (⋯⟩ Seite 20).

Was Ihnen helfen kann:

Essen Sie, was Ihnen schmeckt, aber achten Sie besonders darauf, dass Sie mit den notwendigen Nährstoffen ausreichend versorgt sind. Ganz besonders, wenn Sie keinen Appetit haben, muss der Bedarf an diesen Substanzen durch Zusätze zu Ihrer Nahrung ergänzt werden. Ob es sich dabei um „Substitutionen" in Tablettenform oder um Zusatznahrung handelt, muss Ihr Arzt entscheiden.

- Mithilfe bestimmter „Scores" kann Ihr Arzt oder Ernährungstherapeut feststellen, ob eine Mangelernährung vorliegt. In jedem Fall sollten Sie darauf hinweisen, wenn Sie viel Gewicht verloren haben!
- Durch Laboruntersuchungen stellt Ihr Arzt fest, ob eine Unterversorgung an Proteinen, Vitaminen oder Elektrolyten besteht, die Sie vorübergehend mit Ergänzungsmitteln ausgleichen müssen. Während der Zeit der Regeneration können diese notwendigen Zusätze den Bedarf eines Gesunden um ein Vielfaches überschreiten. Untersuchungen haben gezeigt, dass eine optimale Versorgung mit bestimmten Substanzen die Wundheilung enorm beschleunigt – und damit Ihre Genesung.
- Handeln Sie aber bitte nicht eigenmächtig und nehmen Sie nicht ohne Rücksprache zu reichlich „gesunde" Vitamine oder Mineralstoffe ein. Diese können, wenn man zu viel davon zu sich nimmt, sogar großen Schaden anrichten (⋯⟩ Seite 208)!

Fragen Sie bitte Ihren Arzt und Ihren Ernährungstherapeuten, wie und in welcher Dosierung Sie die möglicherweise
fehlenden Substanzen ersetzen können, auch wenn es sich
um freiverkäufliche Präparate handelt.

Nährstoffe, die in der Regenerationsphase besonders wichtig sind

Eiweiß wird zum Muskelaufbau dringend benötigt: 1,2 bis
1,5 g Protein/kg Körpergewicht sollten Sie idealerweise täglich zu sich nehmen: Fisch, Fleisch, Eier und Milchprodukte
enthalten reichlich davon (⸱⸱⸱➔ Seite 14f.). Mit Eiweißpulver,
das Sie in Ihre Speisen einrühren, oder mit nährstoffde-
finierten Formuladiäten mit einem hohen Eiweißanteil
können Sie Ihre Proteinaufnahme verbessern. Ein Serum-
albuminspiegel (Laborwert) von unter 30 g/l weist auf
einen Eiweißmangel hin, der medizinisch behandelt werden
muss.

Omega-3-Fettsäuren (Fischöl, ⸱⸱⸱➔ Seite 42) helfen dabei,
Entzündungen zu verringern oder zu vermeiden und Throm-
bosen zu verhindern. Neuere Studien haben sogar gezeigt,
dass weniger Entzündungen auftraten, weniger Schmerzmittel gebraucht wurden und der Krankenhausaufenthalt
verkürzt werden konnte, wenn die Patienten vor der Operation Omega-3-Fettsäuren eingenommen hatten. Bitte sprechen Sie aber unbedingt Ihren Arzt darauf an, bevor Sie zur
Selbstmedikation greifen.

Das Spurenelement **Zink** ist für die Aktivität von über 70
Enzymen notwendig und maßgeblich an der Wundheilung beteiligt, außerdem spielt es eine bedeutende Rolle
im Immunsystem. Es ist in Fleisch, Eiern, Innereien und
Meeresfrüchten enthalten. Zwar findet es sich auch in Wei-
zenkeimen oder Haferflocken; aber aus tierischen Lebens-

mitteln wird Zink besser resorbiert. Die Wundheilung kann erschwert oder gestört sein, wenn der Plasmaspiegel, den Ihr Arzt mit einer Blutuntersuchung bestimmt, unter 100 µg sinkt. Am besten kann Zink aufgenommen werden, wenn es an die Aminosäure Histidin als Zinkhistidin gebunden ist. Fragen Sie Ihren Arzt nach geeigneten Präparaten.

Selen ist ebenfalls an der Heilung von Wunden beteiligt, die tägliche Dosis sollte aber 100 µg nicht übersteigen, da sonst die Gefahr einer Überdosierung besteht. Da Selen auch die Wirksamkeit bestimmter Chemotherapeutika verbessert und deren Nebenwirkungen mindert, empfehlen es insbesondere naturheilkundlich orientierte Mediziner auch während einer Chemotherapie.

Der Verbrauch an **Vitamin C** steigt während der Wundheilung um ein Vielfaches, so dass Ihr Körper einen großen Bedarf an Nachschub hat. Ideal sind 2 x 500 mg Vitamin C täglich, nach Rücksprache mit Ihrem Arzt kann die tägliche Dosis auf bis zu 2 g täglich erhöht werden.

Auch der Bedarf an **Tocopherolen**, die gewöhnlich unter dem Begriff **Vitamin E** zusammengefasst werden, ist erhöht. Wenn Sie den Empfehlungen der fettreichen Ernährung (⇢ Seite 41) folgen (können), sind Sie vermutlich bereits gut versorgt, denn pflanzliche Öle und Nüsse enthalten reichlich Vitamin E.

Bei der Versorgung mit **Vitamin A** (z. B. in Leber, Eigelb) und **Betacarotin** (in rotgelben Gemüse- und Obstsorten) kann es schon eher zu Engpässen kommen, besonders dann, wenn Sie im Augenblick frische Gemüse nicht gut vertragen können. Da aber gerade Vitamin A schnell überdosiert werden und üble Nebenwirkungen wie Schwindel, Übelkeit, Erbrechen und Verringerung der Knochendichte nach sich ziehen kann, sollte eine Substitution nur nach vorheriger Bestimmung des Plasmaspiegels (s. o.) und Rücksprache mit

Ihrem Arzt erfolgen. Auch Betacarotin sollten Sie nicht ohne Absprache einnehmen.

Arginin ist eine Aminosäure, die eine wichtige Rolle bei der Wundheilung und im Immunsystem spielt. Fragen Sie Ihren Arzt nach der Möglichkeit, Ihre Versorgung mit Arginin durch Supplementierung (6 bis 12 g oder mehr) oder mithilfe Arginin-reicher Trinknahrung zu verbessern.

Was sonst noch wichtig ist

- **Rauchen Sie nicht!** Rauchen verzögert die Wundheilung, verstärkt die Gefahr von Sepsis und Thrombose und belastet Immunsystem und Kreislauf zusätzlich! Durch Rauchen muten Sie sich und Ihrem Körper eine zusätzliche, schwere Entgiftungsarbeit zu. Neuere Forschungen haben außerdem gezeigt, dass Raucher häufiger und stärker unter Tumorschmerzen leiden als Nichtraucher und Ex-Raucher.
- **Trinken Sie viel!** Eine reichliche Flüssigkeitszufuhr „verdünnt" das Blut und reduziert auf diese Weise die Thrombosegefahr. Außerdem unterstützen Sie damit Ihre Nieren bei ihrer schweren Reinigungsarbeit (--> Seite 180f.).
- Achten Sie auf **strenge Hygiene.** Ihr Immunsystem ist durch den chirurgischen Eingriff geschwächt bzw. muss zur Wundheilung Schwerstarbeit leisten. Verzichten Sie auf Rohmilchkäse und rohe Eierspeisen und erhitzen Sie Ihre Speisen gründlich. Reinigen Sie sich besonders sorgfältig die Hände und wechseln Sie regelmäßig Zahnbürste, Waschlappen und Spültücher.
- **Bewegung** hilft Ihrem Körper und Ihrer Seele! So schwer es Ihnen auch fallen und viel Überwindung kosten mag: Viel Bewegung tut not, damit das Eiweiß wieder in Ihre Muskeln eingebaut wird und Sie wieder zu Kraft und Vitalität kommen. Darüber hinaus ist Bewegung die beste Vorbeugung vor einer Thrombose. Übernehmen Sie sich aber nicht:

☐ Schon frühzeitig nach der Operation – wenn Ihr Arzt
es erlaubt – stehen Sie auf und gehen Sie ein paar
Schritte hin und her. Lagern Sie die Beine hoch und
machen Sie vorsichtig im Bett ein paar gymnastische
Übungen, die Ihr Physiotherapeut Ihnen zeigt.

☐ Beginnen Sie, langsam spazieren zu gehen; jeden Tag
ein bisschen mehr.

☐ Besprechen Sie mit Ihrem Arzt oder Physiotherapeuten, was und wie viel Sie trainieren können. Auch
im Liegen oder Sitzen können Sie kleine Bewegungs-
übungen machen.

☐ Wenn Wunden oder Narben verheilt sind, ist Wasser-
gymnastik ein sehr gutes und sanftes Training.

☐ Leichte sportliche Betätigung stärkt außerdem das
Immunsystem und verbessert die Durchblutung und
die Stimmung.

Operationen bei gynäkologischen Tumoren

Krebserkrankungen der weiblichen Geschlechtsorgane
können die Brust (Mamma), die Gebärmutter (Gebärmut-
terhalskrebs ‹Zervixkarzinom›, Gebärmutterkörperkrebs
‹Korpuskarzinom› oder ‹Endometriumkarzinom›), die Eierstöcke (Ovarien), die Scheide (Vagina) oder die Scham (Vul-
va) betreffen. Häufigkeit, Entstehung, Verlauf und mögliche
Beschwerden durch die Krebserkrankung unterscheiden sich
je nach Organ und Zellart voneinander – dementsprechend
unterschiedlich sind die Therapien. Bestrahlungen und/oder
eine Chemotherapie sowie eine Antihormontherapie können
ebenso zum Behandlungsschema gehören wie eine Operation. Dabei können besonders nach einem Eingriff im unteren

Bauchraum Beschwerden auftreten, besonders dann, wenn auch benachbarte Organe wie Darm oder Blase mit einbezogen werden mussten. Bitte lesen Sie dort (⇢ Seiten 169 bis 179 und 184), wie Sie sich bei diesen Problemen helfen können.

Operationen der Brust

Eigentlich gibt es keine speziellen Empfehlungen oder gar Vorschriften, die Sie nach einer Operation der Brust befolgen sollten. Da aber Brustkrebs die häufigste bösartige Tumorerkrankung bei Frauen ist (auch Männer können daran erkranken) und eine Brustoperation Frauen nicht nur körperlich verändert, sondern auch für viele Patientinnen eine enorme psychische Belastung bedeutet, finden Sie an dieser Stelle ein paar allgemeine Tipps und Hinweise.

Brusterhaltung und Brustaufbau

Glücklicherweise ist heutzutage bei den meisten Patientinnen – je nach Lage und Größe des Tumors – eine brusterhaltende Operation möglich. Schon während der Operation achten die Chirurgen darauf, die Brust so natürlich wie möglich zu belassen. Im Anschluss daran kann eine Strahlentherapie folgen, um eventuell vorhandene, nicht erkennbare Tumorzellen zu zerstören. Ist der Tumor zu groß, versucht man, durch eine präoperative (neoadjuvante) Chemotherapie den Tumor zu verkleinern, um danach brusterhaltend operieren zu können.

In Situationen, in denen die vollständige Entfernung des Tumorgewebes nicht sichergestellt werden kann, wird die gesamte Brust entfernt (Mastektomie), an die sich später weitere Operationen zum Brustaufbau anschließen können. Welche das sein werden und wie der Aufbau durchgeführt wird, ob mit körpereigenen Geweben oder mithilfe von Implantaten, wird jeweils von Fall zu Fall entschieden – falls Sie überhaupt eine solche Brustrekonstruktion wünschen.

Um sicherzugehen, dass Lymphknoten nicht von Krebszellen befallen sind, werden während der Operation aus der Achselhöhle ein oder mehrere „Wächterlymphknoten" entnommen und untersucht (Sentinel-Node-Dissection). Nur bei Befall oder wenn Lymphknoten bereits tastbar geschwollen sind, müssen weitere entfernt werden.

Da eine Brustkrebserkrankung keine Notoperation erfordert, lassen Sie sich genügend Zeit, um alle Informationen einzuholen, die Sie brauchen und die Sie für sich als wichtig erachten. Dabei kann Ihnen ein ärztlicher Ansprechpartner Ihres Vertrauens helfen – ob das Ihr Hausarzt oder Ihr Gynäkologe ist, bleibt Ihnen überlassen. Entscheidend ist, dass Sie sich gut aufgehoben und betreut fühlen. Ganz wichtig ist die Wahl des richtigen Krankenhauses mit operativen Möglichkeiten und erfahrenen Ärzten. Dazu gehören zum Beispiel zertifizierte Brustzentren, die bestimmte Qualitätsstandards erfüllen müssen. Eine Liste dazu erhalten Sie bei Ihrer Krankenkasse oder unter www.senologie.org (Senologie ist die Lehre von der weiblichen Brust).

Die Wahl des Krankenhauses

Die Deutsche Krebsgesellschaft (www.krebsgesellschaft.de) hat Leitlinien für Brustkrebspatientinnen erstellt, die Ihnen auf viele Fragen, z. B. zu Therapien und Folgebehandlungen, Antworten geben können.

Vielleicht möchten Sie an einem Disease-Management-Programm (DMP) teilnehmen, das für chronisch Kranke und speziell für Brustkrebspatientinnen eingerichtet wurde, um die ärztliche Versorgung und die Koordination der Therapien zu optimieren. Weitere Informationen dazu bekommen Sie bei Ihrer Krankenkasse und beim Bundesministerium für Gesundheit (www.bmg.bund.de). Hilfe, Unterstützung und Antworten auf Ihre Fragen erhalten Sie ebenfalls von betroffenen Frauen, die sich zu Selbsthilfegruppen (Adressen im Anhang, → Seite 234ff.) zusammengeschlossen haben.

Tipps:

- Lassen Sie sich Zeit bei der Entscheidung und ausführlich über das Für und Wider beraten, ob Sie einen Wiederaufbau der Brust wünschen oder nicht.
- Achten Sie, besonders wenn Lymphknoten entnommen werden mussten, auf Schwellungen und Ödeme auf der operierten Seite.
- Lassen Sie sich Büstenhalter anpassen, die Sie schon kurz nach der Operation tragen können. Sie stützen das operierte Gewebe und können durch Einlagen oder Prothesen die fehlende Brust kaschieren. Es gibt auch (sehr schicke) Badeanzüge, die für Einlagen geeignet sind.

Seelisches Gleichgewicht

Die Diagnose „Krebs" ist für jeden Menschen schockierend und jeder verarbeitet die Krankheit und die Therapien anders. Glücklicherweise sind die schlimmen Nebenwirkungen nach einer Zeit überwunden und Normalität kann wieder das Leben bestimmen. Viele Frauen werden jedoch täglich an ihre Krankheit erinnert, wenn sie zum Beispiel im Spiegel die Narben sehen, die nach einer Brustoperation zurückgeblieben sind – ganz besonders nach einer Amputation der Brust, auch wenn der Aufbau noch so perfekt gelungen ist. Hinzu kommt, dass die neue Brust gefühlsunempfindlich ist, selbst wenn sie aus körpereigenem Gewebe rekonstruiert wurde. Daher fühlen sich viele ihres wichtigen weiblichen Attributs beraubt, unattraktiv oder nicht mehr als vollständige Frau und trauen sich gleichzeitig nicht, darüber zu sprechen. Das kann zu großen Problemen in der Partnerschaft und zu sozialer Isolation führen. Narben erinnern zudem jedes Mal wieder an die Krankheit, die, selbst wenn sie erfolgreich überwunden ist, immer noch eine Bedrohung darstellt.

- Vertrauen Sie sich Ihrem Frauenarzt oder Ihrer Frauenärztin an, hier werden Sie „erste Hilfe" bekommen.

- Lassen Sie sich von einem erfahrenen Psychoonkologen helfen.
- Sprechen Sie mit Ihrem Partner über Ihre Ängste, vielleicht hilft ein gemeinsames Gespräch bei einem Therapeuten oder Psychoonkologen.
- Auch Gesprächsrunden in Selbsthilfegruppen sind sehr nützlich; hier sind Sie mit Frauen zusammen, die die gleichen Probleme wie Sie haben und mitfühlen können, was Sie empfinden.

Frauen neigen häufig dazu, sich selbst zu überfordern oder, andersherum ausgedrückt, keine Rücksicht auf eigene Befindlichkeiten zu nehmen.

Was Ihnen helfen kann

- Perfektionismus ist gut – Gelassenheit ist besser.
- Nehmen Sie nicht nur Hilfe an, fordern Sie sie auch ein.
- Organisieren Sie Ihren Tagesablauf so, dass Zeit für Sie persönlich bleibt: zum Ausruhen, Träumen, Lesen, für Ihr Hobby oder was Sie sonst gern tun.
- Wenn Sie an manchen Tagen niedergeschlagen und traurig sind, überspielen Sie Ihre momentane Schwäche nicht.
- Nehmen Sie die Möglichkeit einer Rehabilitationsmaßnahme wahr – Ihr Arzt und Ihre Krankenkasse werden Ihnen helfen, die richtige Klinik auszuwählen; weitere hilfreiche Adressen finden Sie im Anhang.
- Wenn Sie unter lähmender Müdigkeit leiden, die auch durch genügend Schlaf nicht weichen will, lesen Sie bitte die Empfehlungen auf Seite 189.

Ernährung

Auch an dieser Stelle sei noch einmal betont, dass es keine Ernährungsform gibt, die direkt auf den Tumor oder das Tumorwachstum Einfluss hat. Auch hohe Vitamindosen oder

Mineralstoffmixturen können Brustkrebs nicht beeinflussen (⤳ Seite 208). Allerdings haben wissenschaftliche Studien immer wieder bewiesen, dass übermäßiger Alkoholkonsum, Übergewicht und Bewegungsarmut nicht nur Risikofaktoren für eine Neuerkrankung sind, sondern auch die Gefahr eines Rezidivs (Wiederauftreten eines Tumors) erhöhen. Diese Wechselbeziehung ist sehr eng und als Ursache wird eine „Insulinresistenz" vermutet. Aufgrund einer Fehlsteuerung des Stoffwechsels durch den Tumor wird die Bildung von Insulin erhöht, das das Wachstum der Krebszellen stimuliert. Aufgrund dieser Erkenntnisse werden derzeit Studien bei Brustkrebs mit einem Medikament durchgeführt, das auch bei Diabetes den Insulinspiegel reguliert – erste positive Ergebnisse konnten bereits beobachtet werden.

„Insulinresistenz"

Sie selbst können erheblich dazu beitragen, die Insulinbildung und damit den Insulinspiegel im Blut zu normalisieren und letztendlich damit die Gefahr eines Rezidivs deutlich verringern:

- Reduzieren Sie Ihr Gewicht, wenn nötig.
  - ☐ Gehen Sie langsam vor, übertreiben Sie nicht mit Crashdiäten.
  - ☐ Stellen Sie nicht zu hohe Anforderungen an sich. Die Antihormone, die Sie einnehmen, können das Abnehmen erschweren.
  - ☐ Essen Sie ausgewogen: die Lebensmittel mit sekundären Pflanzenstoffen (⤳ Seite 55) und die Tipps zur „metabolisch adaptierten Ernährung" (⤳ Seite 38) sind auch hier hilfreich.

- Bewegen Sie sich, treiben Sie Sport.
  - ☐ Starten Sie Ihr Bewegungsprogramm nach Rücksprache mit Ihrem Arzt.
  - ☐ Schließen Sie sich einer Gruppe unter erfahrener Trainingsleitung an.

- ☐ Krankenkassen oder Selbsthilfegruppen können Ihnen passende Adressen vermitteln. Im Anhang finden Sie weiterführende Hinweise (⤳ Seite 232ff.).
- ☐ Einige Krankenhäuser oder Therapiezentren bieten Sportmaßnahmen bereits während einer Chemotherapie an.

Was Sie bei einem Lymphödem für sich tun können

Wenn bei einer Operation Lymphknoten entfernt werden mussten, wie z. B. bei Brustkrebs, Prostata-, Blasen- oder gynäkologischen Tumoren, kann es zu einem Stau der Lymphe mit schmerzhaften Flüssigkeitseinlagerungen (Lymphödem) z. B. in Armen oder Beinen kommen. Auch durch eine Strahlentherapie können Lymphknoten zerstört werden.

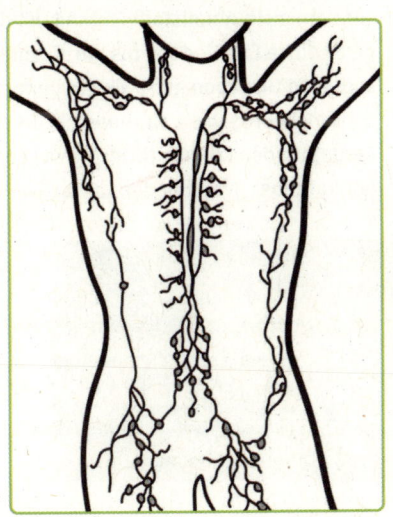

Abbildung 2:
Das Lymphgefäßsystem

Das Lymphgefäßsystem

Das Lymphsystem ist für die Drainage, Entgiftung und Infektabwehr zuständig: Unser Körper ist nicht nur mit einem System von großen Arterien und Venen bis hin zu kleinen Kapillargefäßen durchzogen, sondern auch von einem Netz feiner Lymphbahnen, die die Lymphknoten miteinander verbinden und in denen Abfallstoffe sowie Lymphozyten transportiert werden.

Der Mensch besitzt etwa 500–600 Lymphknoten, die sich überall im Körper verteilen, besonders viele konzentrieren sich am Hals, in den Achselhöhlen und Leisten und entlang des Magen-Darm-Traktes. Hier wird der „Müll" in der Lymphflüssigkeit, der aus Eiweiß, Bakterien, Zelltrümmern, Schadstoffen usw. besteht, filtriert, gereinigt und konzentriert und fließt erst dann als sauberes Konzentrat zurück in die Blutbahn.

Bei einer Verletzung strömt besonders viel Lymphflüssigkeit zu der Wunde, um einerseits die Lymphozyten zur Immunabwehr dorthin zu bringen und andererseits die zerstörten Zellen abzutransportieren.

Wenn nun die Lymphe nicht mehr abfließen kann, verbleibt die Flüssigkeit im Gewebe. Das ist schmerzhaft und nicht ungefährlich. Da die Lymphe ja nicht nur aus Wasser besteht, sondern auch Abfallstoffe enthält, ist die Gefahr für eine gefährliche Entzündung bis hin zu einer Wundrose (Erysipel) in diesen Geweben groß. Weitere Informationen gibt Ihnen die Broschüre „Das Lymphödem", die Sie aus dem Internet herunterladen können (http://www.cornelsen-lymphe.de/pdf/ratgeber_lymphoedem.pdf).

 Wichtig

Machen Sie Ihren Arzt sofort darauf aufmerksam, wenn Sie das Gefühl haben, dass sich Flüssigkeit in Ihren Armen und Beinen ansammelt oder wenn bei Druck Dellen entstehen, die sich erst langsam zurückbilden. Informieren Sie Ihren Arzt auch dann sofort, wenn Sie eine Rötung oder Entzündung feststellen oder unter unerklärlichem Fieber oder Schüttelfrost leiden.

Hinzu kommt, dass der Lymphstau zu einer Vermehrung und Verhärtung des Bindegewebes führen kann (Fibrose) und dadurch die Beweglichkeit von Arm oder Bein erheblich einschränkt.

> **! Gut zu wissen**
>
> Je eher Sie dem entgegenwirken und mit einer Behandlung beginnen, desto besser sind die Heilungschancen.

Was Ihnen helfen kann

- Lassen Sie von besonders ausgebildeten und erfahrenen Physiotherapeuten regelmäßig manuelle Lymphdrainagen durchführen – nicht zu verwechseln mit einer klassischen Massage, die eher schädlich sein kann. Ziel der Lymphdrainage ist es, den Lymphabfluss zu verstärken. Daran sollte sich eine Kompressionstherapie anschließen.
- Tragen Sie Kompressionsbandagen, z. B. „Armstrümpfe" oder „Stützstrümpfe".
- Pflegen Sie Ihre Haut besonders gründlich, aber schonend mit geeigneten Produkten; fachliche Beratung bekommen Sie in der Apotheke.
- Lagern Sie besonders nachts Arm oder Bein hoch, am besten über Herzhöhe, z. B. mithilfe von Kissen oder Keilen.
- Üben Sie im Liegen Fahrradfahren (mit erhobenen Beinen, denn die Lymphe folgt der Schwerkraft, fließt also leichter nach unten).
- Bewegen Sie sich! Machen Sie leichten Sport wie Schwimmen, Gymnastik, Walken oder Radfahren, aber überlasten Sie sich nicht! Besprechen Sie am besten mit Ihrem Physiotherapeuten, welche Sportart oder Bewegung günstig für Sie ist.

Was Sie unbedingt vermeiden sollten
- Enge, einschneidende Wäsche oder Kleidung (BH, BH-Träger, Schlüpfer, Jeans, Strümpfe, Schuhe, Gürtel, Schmuck), also alles, was den Abfluss behindern könnte
- einseitige Belastung durch langes Stehen oder Sitzen am Arbeitsplatz oder beim Sport. Besser ist abwechselndes Sitzen, Stehen und Gehen.
- lange Flugzeiten und Autofahrten ohne Pause
- Überlastung (schwere Taschen tragen, Möbel rücken)
- Überanstrengung beim Sport: Glieder nicht überdehnen, reißen oder zerren
- Hitze (Sauna, heiße Bäder, Packungen, Fußbodenheizung etc.)
- Kälte
- Verletzungen durch Nagelschneiden, Hausarbeiten, Barfußlaufen, Gartenarbeit. Sie können zu gefährlichen Infektionen führen.
- Verletzungen durch Tiere (Katzen, Hunde)
- Insektenstiche (Reisen!)
- Entwässerungstabletten (nur nach Rücksprache mit dem Arzt!)
- Blutentnahmen, Infusionen oder Akupunkturbehandlungen am betroffenen Arm oder Bein

Leider gibt es keine Möglichkeit, mithilfe gezielter Ernährungsmaßnahmen oder spezieller Lebensmittel das Lymphödem direkt zu heilen. Die folgenden Ratschläge können eine physikalische Therapie (Lymphdrainage) jedoch unterstützen:
- Essen Sie salzarm, verwenden Sie stattdessen Kräuter.
- Trinken Sie täglich ca. 2 bis 2½ l kaliumreiches Mineralwasser. Keine Angst, wenn Sie viel trinken, wird nicht mehr Flüssigkeit eingelagert. Im Gegenteil, die in der Lymphe gelösten Stoffe werden verdünnt und können so besser abtransportiert und ausgeschieden werden.
- Essen Sie reichlich kaliumreiches Gemüse.
  - ☐ Kalium hilft dabei, die Niere anzuregen und damit die Ausscheidung von Flüssigkeit zu fördern. Die Wirkung

ist sanfter und effizienter als die von Entwässerungstabletten (Diuretika).

☐ Da Kalium wasserlöslich ist, geht es leicht in die
Kochflüssigkeit über. Trinken Sie das Kochwasser von
(ungesalzenem!) Gemüse als Bouillon oder verwenden Sie es zur Soßenbereitung.

■ Bauen Sie MCT-Fette (Margarine, Öl) in Ihren Speiseplan
ein (⤳ Seite 43), die den Lymphabfluss nicht blockieren.

Kaliumreiche Lebensmittel

- Kartoffeln, Hülsenfrüchte, Möhren, Kohl (Brokkoli, Rosenkohl,
Rotkohl, Sauerkraut, Grünkohl ...), Mangold, Artischocken,
Spinat, Tomaten, Pastinaken, Kürbis, Pilze

- Fisch (Lachs, Forelle, Makrele)

- Fleisch (Geflügel, Keule, Filet und Koteletts von Kalb, Lamm,
Rind und Schwein)

- Mineralwasser mit einem hohen Kaliumgehalt (über 20 mg/l)

- Obstschorle (Wasser : Saft = 4 : 1)

Was Sie nach Operationen am Verdauungstrakt für sich tun können

Bevor wir uns der Ernährung und den speziellen Anforderungen nach einer Operation zuwenden, werfen wir noch
einmal einen Blick auf die Verdauungsorgane und den Ver-
dauungsprozess, damit Sie selbst entscheiden können, was
für Sie richtig ist.

Was geht im Magen-Darm-Trakt vor sich?

Der Weg der Nahrung vom Mund bis zum Ende des Darms ist langwierig und kompliziert. Hier finden Sie die Informationen zur Verdauung auf einen Blick:

Der Magen

Nach dem Kauen und Herunterschlucken wird die Nahrung zunächst im Magen gespeichert. Die „Lagerzeit" hier ist überraschend lang: Ein weiches Ei liegt z. B. 1 bis 2 Stunden im Magen; ein hartes Ei, Salzkartoffeln oder Kartoffelpüree verbleiben 2 bis 3 Stunden; Äpfel, Reis, Möhren, Spinat und Gurkensalat 3 bis 4 Stunden und Ente, Gans, Rindfleisch mit Nudeln oder Salzhering brauchen sogar 4 bis 5 Stunden, bis sie den Magen verlassen.

Dünndarm

Vom Magen wird der Speisebrei portionsweise, reguliert durch den Magenpförtner, in den ca. 3 bis 5 Meter langen Dünndarm entleert, der nach Lage und Aufgabe in drei Teile gegliedert wird:

- den Zwölffingerdarm (Duodenum), weil er etwa der Länge von 12 nebeneinandergelegten Fingern entspricht,

- den Leerdarm (Jejunum) und

- den Krummdarm (Ileum), der in den Dickdarm mündet.

Etwa 4 bis 6 Stunden lang verbleiben die Nahrungsreste im Dünndarm und werden während dieser Zeit in ihre Bestandteile gespalten. Fette werden vorher allerdings erst einmal durch Gallenflüssigkeit, die aus der Leber hinzufließt, in kleinste Fetttröpfchen emulgiert, damit sie besser „geknackt" werden können. Die dazu nötigen Enzyme werden von der Bauchspeicheldrüse und dem Dünndarm selbst produziert.

Aus dem Dünndarm heraus werden die Nahrungsbestandteile resorbiert. Sie werden in die Blutbahn aufgenommen und in die Leber transportiert. Jeder Darmabschnitt erfüllt dabei eine bestimmte Funktion, kann aber auch die Aufgaben eines fehlenden Teiles mehr oder weniger übernehmen, wenn Stücke des Darmes operativ entfernt wurden. Diese Anpassung kann zwischen drei Monaten und einem Jahr dauern und ist, wenn der Dickdarm intakt ist, selbst noch bei einer Restlänge des Dünndarmes von nur ca. 60 cm möglich.

Dickdarm

Der Dickdarm schließt sich im unteren rechten Bauchraum an den Dünndarm an, getrennt durch die Ileozökalklappe (Bauhin'sche Klappe). Diese Klappe verhindert zum einen, dass der Nahrungsbrei vom Dickdarm in den Dünndarm zurückfließt, und zum anderen, dass Bakterien aus dem Dick- in den Dünndarm wandern.

Der Dickdarm ist insgesamt etwa 1,5 bis 1,8 m Meter lang und wird nach seiner Lage benannt in

- Blinddarm (Caecum)

- aufsteigender Teil (Colon ascendens), in den der Krummdarm mündet (getrennt durch die Ileozökalklappe)

- querverlaufender Teil (Colon transversum)

- absteigender Teil (Colon descendens)

- S-förmig gekrümmter Teil (Colon sigmoideum, kurz Sigma)

- Mastdarm (Rektum), an den sich der

- Afterkanal (Canalis analis) anschließt

Er ist dicht besiedelt mit einer Flut von Bakterien – der Darmflora –, die ihrerseits das Immunsystem (···⟩ Seite 199) beeinflussen, und hat die Aufgabe, den Stuhl „einzudicken", ihm also Wasser zu entziehen und gleichzeitig die wasserlöslichen Mineralstoffe zu resorbieren. Die unverdaulichen Nahrungsreste (Ballaststoffe) werden hier von den Darmbakterien zersetzt. Schließlich bereitet der Dickdarm den Stuhl zur Ausscheidung vor und bewahrt ihn bis dahin im Kotbehälter.

Bis zur endgültigen Ausscheidung – dem Gang zum Klo – können seit der Nahrungsaufnahme 30 bis 120 Stunden vergangen sein. Das sind immerhin 1½ bis 5 Tage!

Kontakt zwischen Körper und Umwelt

Der gesamte Darm, Dünndarm und Dickdarm, hat eine Länge von 6 bis 8 Metern – das ist im Vergleich zur Größe eines Menschen schon bemerkenswert. Noch viel überraschender ist aber seine riesige Oberfläche, die etwa die Dimension eines Fußballfeldes hat. Die Schleimhaut im Inneren des Darmes ist nämlich vielfach gefaltet, geradezu plissiert, und mit Zotten und winzigen Hauthärchen übersät. Würde man die Darmoberfläche glattstreichen und ausbreiten, käme man immerhin auf 300 bis 400 Quadratmeter. Damit ist der Darm das größte Organ des Menschen und gleichzeitig die größte Kontaktfläche zwischen „Innen" (Körper) und „Außen" (Umwelt).

Abbildung 3:
Das menschliche Verdauungssystem

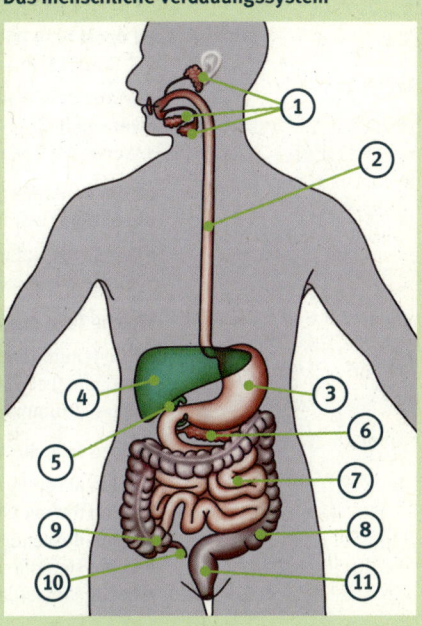

1. Speicheldrüsen
2. Speiseröhre
3. Magen
4. Leber
5. Gallenblase
6. Bauchspeicheldrüse
7. Dünndarm
8. Dickdarm
9. Blinddarm
10. Wurmfortsatz
11. Enddarm

Wenn Sie sich unsicher fühlen bzw. erfahren wollen, was genau bei Ihrer Operation passiert ist, auch um mögliche Beschwerden besser zu verstehen, können Sie mithilfe der folgenden Liste Ihren Arzt um Informationen bitten. Gleichzeitig finden Sie Seitenverweise, wo Sie in diesem Buch die für Sie wichtigen und passenden Hilfestellungen bekommen.

Was Sie Ihren Arzt fragen können

Ist der Magen teilweise oder vollständig entfernt worden? (···≻ Seite 158)

- Wurde der Zwölffingerdarm zum Aufbau eines Magens verwendet?
- Wurde die Gallenblase (mit) entfernt?

Ist der Pankreas (Bauchspeicheldrüse) teilweise oder vollständig entfernt worden? (···≻ Seite 165)

- Wurde die Gallenblase (mit) entfernt?
- Wurde die Milz entfernt?

Welche Teile des Dünndarms wurden entfernt? (···≻ Seite 169)

- Duodenum (Zwölffingerdarm)
- Jejunum (Leerdarm)
- Ileum (Krummdarm)

Welche Teile des Dickdarms wurden entfernt? (···≻ Seite 176)

- Colon ascendens (aufsteigender Dickdarm)
- Colon transversum (quer verlaufender Darm)
- Colon descendens (absteigender Darm)
- Colon sigmoideum (s-förmig verlaufender Darm)
- Rectum (Mastdarm)

Wurde der Übergang vom Dünn- in den Dickdarm entfernt (die Ileozökalklappe, auch Bauhin'sche Klappe genannt)? (···≻ Seite 174)

Mund- und Rachenraum

Gerade nach Operationen im Mund-, Nasen- und Rachenraum fällt das Kauen und Schlucken der Nahrung schwer, ist unangenehm und schmerzhaft. Daher ist es besonders wichtig, Speisen zu finden, die Ihnen schmecken und die Sie leicht schlucken können. Das wird zumindest zu Beginn sicherlich „Astronautenkost" sein, also Flüssignahrung oder genauer **„Nährstoffdefinierte Diäten" (NDD)**, die Sie nach Geschmack und Zusammensetzung individuell aussuchen können (···≻ Seite 88).

Viele dieser NDD haben eine milchige Konsistenz. Wenn es Ihnen schwerfällt, diese zu trinken, weil sie zu sehr schleimen und dadurch das Schlucken erschweren, wählen Sie Trinknahrungen, die „klar" und daher besser geeignet sind.

Das gilt genauso für Milch, in geringerem Maß für Joghurt oder Buttermilch. Manchen Patienten hilft es, zu jedem Bissen einen kleinen Schluck Milch zu nehmen, um besser schlucken zu können. Bei anderen wiederum schleimt Milch zu sehr oder sie verschlucken sich.

> Probieren Sie selbst aus, ob Sie besser klare Flüssigkeiten herunterschlucken können oder gebundene. Meistens ist es einfacher, leicht angedickte Speisen zu essen.

Wenn Sie den Speisebrei zwar schlucken können, dann aber das Gefühl haben, dass er nicht durch die Speiseröhre weiterrutscht, sondern „irgendwo im Hals" stecken bleibt, können Sie sich so ein wenig helfen:

- Öffnen Sie den Gürtel und Rock- oder Hosenbund.
- Tragen Sie keine beengenden Kleidungsstücke.
- Sitzen Sie aufrecht: Ein Kissen im Rücken und unter den Schenkeln unterstützt die aufrechte Haltung.
- Versuchen Sie auch einmal, im Stehen zu essen; ein Stehpult oder Stehtisch können Ihnen Halt geben.
- Essen Sie nur kleine Mahlzeiten, dafür aber häufig.

Wie Sie sich beim Essen und Schlucken helfen können

- Halbfeste, pürierte Nahrung, die Sie mit Öl, Sahne, Crème fraîche, Butter und/oder Brühe gleitfähiger machen können
- Milde, gebundene Fleisch- oder Gemüsebrühe, Cremesuppen
- Haferflocken- und andere Schleim- oder Cremesuppen, die Sie nach Geschmack mit milden Kräutern wie Dill oder Petersilie würzen können

 Tipp

Sollten Sie unter Schluckstörungen (Dysphagie) leiden, sollten Sie möglichst sofort ein Schlucktraining durchführen. Es gibt speziell dafür ausgebildete Therapeuten (z. B. Logopäden mit Zusatzqualifikation).

- Nudelgerichte (Sie sollten die Nudeln eher weich kochen)
- Rührei oder Omelette
- Zartes, entgrätetes, gedünstetes Fischfilet
- Pudding, Creme- und Quarkspeisen und Joghurt
- Milde Säfte (am besten Babysäfte), Möhrensaft mit Honig
- Mildes, reifes Obst (süße Äpfel, Birnen), gedünstet und/
  oder püriert (oder Babygläschen)
- Speise- oder Fruchteis; versuchen Sie auch einmal,
  Eiswürfel, die Sie mit Saft oder Fruchtpüree hergestellt
  haben, zu lutschen.
- Sahnetorte
- „Stippen" Sie ein wenig Gebäck, Kuchen oder Brot in
  Ihren Kaffee oder ein anderes Getränk

Worauf Sie lieber zunächst verzichten sollten
- sehr saure Obst- und Gemüsesorten (Zitronen, Orangen,
  Johannisbeeren, Tomaten etc.)
- scharf gewürzte Speisen
- heiße Speisen
- kohlensäurehaltige Getränke
- „scharfkantige" Lebensmittel, wie Knäckebrot, rohe
  Möhren, Nüsse etc.
- Alkohol (besonders hochprozentige Schnäpse)

Eigene Portionen pürieren

Wenn Sie für Ihre Familie kochen, bereiten Sie die Speisen
wie gewohnt zu und pürieren Ihren Teil portionsweise in
einer kleinen elektrischen Mühle – Fleisch oder Gemüse
jeweils getrennt – und richten Sie alles zusammen mit Kartoffeln und Soße auf Ihrem Teller an.

Ebenso können Sie sogar mit Müsli verfahren, wenn Sie
Appetit darauf verspüren: Lassen Sie Hafer- oder andere Getreideflocken kurz in Joghurt, Sahne oder Milch quellen und
pürieren Sie alles zusammen mit frischem Obst oder fügen
Sie später „Smoothies" hinzu – das ist fertig püriertes Obst
in verschiedenen Geschmacksrichtungen. Sie können diese
„Smoothies" in fast jedem Supermarkt kaufen.

Wichtig ist in jedem Fall: Richten Sie den Teller so ansprechend und appetitlich wie möglich an, damit auch Püriertes zum Essen verführt. Ein paar Salatblättchen, Kräuterstängel oder essbare Blütenblätter, liebevoll auf dem Teller arrangiert, steigern das Essvergnügen.

Wenn Sie unter Mundtrockenheit leiden, weil die Speicheldrüsen gar keinen oder zu wenig Speichel produzieren, finden Sie Hilfe und Anregungen auf Seite 98. Wenn Sie nichts oder nur wenig schmecken, lesen Sie Seite 99ff.

Mundtrockenheit

Was Ihnen noch helfen kann
- „Künstlicher Speichel" (Apotheke) – das klingt vielleicht etwas unappetitlich, ist aber sehr hilfreich – gibt es „neutral" und in verschiedenen Geschmacksrichtungen
- Sanfte Bonbons mit Salbei, Irisch-Moos-Pastillen und Ähnliches
- Honig
- Kräutertees, meistens besser als schwarzer Tee, der die Schleimhäute eher zusammenzieht
- Viel Flüssigkeit (probieren Sie aus, welche Getränke für Sie angenehm sind; klares Wasser empfinden manche als „hart")

Magen-Darm-Trakt

Bei einer Operation im unteren Verdauungstrakt können Magen, Bauchspeicheldrüse, Leber, Galle sowie Dünn- und Dickdarm betroffen sein – direkt, weil sie selbst durch einen Tumor geschädigt worden sind, aber auch indirekt, wenn an einem benachbarten Organ ein Eingriff gemacht werden musste, wie z. B. an den weiblichen und männlichen Geschlechtsorganen, Nieren, Blase usw.

Operationen und Wundheilung bedeuten für den Organismus bereits großen Stress. Nach Eingriffen im Bauchraum, ganz besonders im Verdauungstrakt, kommen aber noch andere schwerwiegende Probleme hinzu. Eine „normale" Verdauungstätigkeit ist zumindest erst einmal nicht möglich. Bis die Operationswunde so weit verheilt ist, dass der Magen-Darm-Trakt wieder selbstständig arbeiten kann, wird er mithilfe einer parenteralen Ernährung zu seiner Schonung ausgeschaltet: Durch Infusionen direkt in die Blutbahn wird der Körper mit allen nötigen Nährstoffen versorgt.

Schon bald aber wird der Verdauungstrakt mit vorsichtiger Schonkost wieder daran gewöhnt, selbstständig zu arbeiten. Dadurch wird der Verdauungstrakt, speziell der Darm, trainiert und stimuliert, sich schnellstens an die neue Situation anzupassen. Nach einer Zeit der Umgewöhnung können die gesunden Darmabschnitte die Aufgaben der fehlenden übernehmen, so dass die Beschwerden nach und nach abklingen werden.

Info

Die Aminosäure **Glutamin** kann diesen Heilungsprozess unterstützen (fragen Sie Ihren Arzt danach):

Trinken Sie glutaminreiche Zusatznahrung.

Reichern Sie Ihr Essen an (ca. 30 g Glutamin/Tag).

Durchfälle nach Operationen im Magen-Darm-Trakt

Operationen im unteren Verdauungstrakt haben – zumindest kurz nach dem Eingriff – eines gemein: Sie können schwere Durchfälle nach sich ziehen. Auch kann – je nach Schwere und Ausmaß des Eingriffs – die Verwertung der Nahrung gestört (Maldigestion) oder die Aufnahme der Nahrungsbestandteile durch die Darmwand behindert sein (Malabsorption), so dass die Gefahr einer Unterversorgung mit wichtigen Nährstoffen besteht.

Da all diese Beschwerden ähnliche Ursachen haben, bekommen Sie an dieser Stelle Tipps und Informationen, was Sie dagegen unterstützend tun können. Viele der Hinweise aus dem Abschnitt Darmprobleme durch Chemotherapie oder Bestrahlung in Kapitel 4 (⟶ Seite 112) können Ihnen natürlich auch hier weiterhelfen.

Beschwerden oder Besonderheiten, die die einzelnen Organe direkt betreffen, sind ab Seite 158 gesondert aufgeführt.

 Ursachen schwerer Durchfälle nach Operationen

- Es wird zu viel Flüssigkeit in den Darm abgegeben, so dass der Speisebrei zu flüssig wird.
- Der Darm ist verkürzt.
  - Die Transitzeit durch den Verdauungstrakt ist zu schnell, der Nahrungsbrei rutscht also zu flott durch den Darm.
  - Die Magensäure wird nicht neutralisiert.
  - Die Enzyme können die Nahrungsbestandteile nicht aufspalten.
  - Die Speicherkapazität des Dickdarms reicht nicht aus.
- Die Ileozökalklappe sowie anschließende Teile von Dünn- und Dickdarm fehlen.
- Es werden zu wenig oder gar keine Enzyme gebildet, weil
  - der Pankreaskopf und/oder
  - der Zwölffingerdarm entfernt wurde.
- Es steht zu wenig Gallensäure zur Fettverdauung zur Verfügung.

Enzympräparate zur Linderung der Beschwerden

Viele der Durchfälle entstehen, weil nicht genügend Enzyme zur Verfügung stehen oder der Kontakt zwischen Enzymen und Nahrung zu kurz ist. Zur Erinnerung: Verdauungsenzyme werden im Zwölffingerdarm und in der Bauchspeicheldrüse gebildet. Für die Hauptnährstoffe gibt es jeweils bestimmte Enzyme:

- Amylasen spalten Kohlenhydrate
- Proteasen spalten Proteine
- Lipasen spalten Fette

> **Wichtig zu wissen**
>
> Durchfall, der durch Enzymmangel entsteht, ist häufig „fettig"
> (Fettstuhl). Sie erkennen dies daran, dass der Stuhl schaumig,
> flockig und klebrig ist, auf der Wasseroberfläche der Toilette
> schwimmt und sich nur sehr schwer entfernen lässt.

Werden diese Enzyme nicht oder nicht ausreichend gebildet,
müssen Sie sie durch Enzympräparate ersetzen, die alle für
die Verdauung nötigen Enzyme enthalten. „Leitsubstanz"
ist hier die Lipase, nach deren Konzentration die Enzympräparate benannt sind (z. B. 10.000, 25.000 oder 40.000
Einheiten Lipase).

Enzympräparate bekommen Sie als Kapseln, die Enzyme in
Form von „Mikropellets", kleinen Kügelchen, enthalten. Im
Magen lösen sich die Kapseln auf und die Mikropellets mischen sich mit dem Speisebrei. Dank ihrer säurefesten Hülle
gelangen sie unbeschadet in den Darm, wo sie ihre Enzym-
aktivität entwickeln können.

> **Wichtig**
>
> Wenn Ihnen der Magen oder ein Teil davon entfernt wurde,
> öffnen Sie die Kapseln und schlucken Sie die Kügelchen. Sonst
> verlässt möglicherweise die Kapsel ungeöffnet den Magen und
> kann dann ihre volle Wirksamkeit nicht entfalten. Außerdem
> gibt es diese Enzympellets als „Granulat", also ohne die Kap-
> selhülle, die Sie ganz nach Bedarf individuell einsetzen können.

Die Enzyme müssen Sie während jeder Mahlzeit einnehmen,
auch zu den Zwischenmahlzeiten. Unter keinen Umständen
dürfen Sie das Granulat oder den Kapselinhalt ins Essen
mischen!

Die Dosierung der Enzympräparate richtet sich nach dem Fettgehalt der Nahrung. Je fettreicher die Nahrung, desto höher muss die Enzymdosis sein. Als Faustregel gilt:

2.000 Einheiten Lipase pro Gramm Fett in der Nahrung.

Tabelle 13: Fettgehalte in verschiedenen fetthaltigen Lebensmitteln		
Menge/Portion	Lebensmittel (g Fett/100 g)	Fettgehalt/Portion
1 Stück/200 g	Avocado (23,5 g)	47 g
150 g	Bratwurst (28,5 g)	43 g
1 Becher/150 g	Sahnejoghurt (10 g)	15 g
125 g	Brathähnchen (9,5 g)	12 g
1 El/12 g	Öl (100 g)	12 g
30 g	Teewurst (37 g)	11 g
30 g	Butterkäse 50 % Fett i. Tr. (60 g)	9 g
1 El/10 g	Butter (80 g)	8 g
1 Glas/0,2 l	Milch, 3,5 % Fett (3,5 g)	7 g
1 Stück/60 g	Ei	7 g
1 El/15 g	Schlagsahne, 30 % Fett (30 g)	5 g
30 g	Sahnequark 40 % Fett (10 g)	3 g

Den Fettgehalt Ihrer Mahlzeiten sollten Sie recht genau abschätzen. Bei verpackten Lebensmitteln wie Wurst und Käse, Fertiggerichten oder Tiefkühlkost ist das relativ einfach, da die Fettmenge angegeben ist (in der Regel in g/100g). Wenn Sie oder Ihre Familie selbst das Essen zubereiten, hilft Ihnen zu Beginn eine Nährwerttabelle. Am besten ist es, wenn Sie sich zunächst selbst eine Liste anlegen, in der Sie vermerken, was und wie viel Sie gegessen, welche Enzymdosis Sie eingenommen haben und wie es Ihnen bekommen ist (Konsistenz des Stuhlgangs, Fettstuhl, besonderer Geruch ...).

Achten Sie auf den Fettgehalt Ihres Essens

Bei der Berechnung der Dosierung müssen Sie auch die versteckten Fette mit berücksichtigen. Da dies nicht immer genau gelingt, ist es besser, eine etwas höhere Enzymdosis zu verwenden. Das gilt auch, wenn Sie eingeladen sind oder im Restaurant essen und die Fettmenge der Speisen nicht genau abschätzen können.

Allerdings sollten Sie ohne Rücksprache mit Ihrem Arzt nicht mehr als 10.000 Einheiten Lipase/kg Körpergewicht einnehmen.

Für Mahlzeiten oder Snacks, die kein Fett enthalten, brauchen Sie keine Lipase. Sie müssen also keine Enzyme zusätzlich einnehmen, wenn Sie pures Obst essen. Kombinieren Sie jedoch dieses Obst mit Joghurt oder Sahne, müssen Sie Enzyme entsprechend der Fettmenge ergänzen.

Mit der Zeit werden Sie genügend Erfahrung sammeln, wie hoch Sie die Enzyme jeweils dosieren müssen. Dabei hilft Ihnen vielleicht eine Kombination von Kapsel und Granulat, die individuell richtige Dosis für jede Gelegenheit zu verwenden.

MCT (medium-chain-triglycerides) – mittelkettige Fettsäuren

- benötigen **keine Lipase**
- vermindern die Gallensäurekonzentration im Dickdarm
  - verringern chologene (durch Gallensäure bedingte) Diarrhöen
  - verringern Gallensäurenverlust
  - werden schneller resorbiert

MCT-haltige Fette gegen Durchfall und Eiweißverlust

Bauen Sie MCT-haltige Öle oder Brotaufstriche (→ Seite 43) in Ihren Speiseplan ein. Diese brauchen Sie nicht bei der Berechnung der Fettmenge zu berücksichtigen, denn MCT werden unabhängig von Enzymen resorbiert. Während die üblichen Fette über die Lymphe zur Leber transportiert werden, wandern diese mittelkettigen Fettsäuren direkt über die Pfortader in die Leber – daher sind sie wirksam gegen Durchfall und helfen außerdem bei Ödemen und Lymphödem gegen Eiweißverlust.

Wenn Sie MCT verwenden, sollten Sie Folgendes beachten

- Der Körper muss sich erst an dieses spezielle Fett gewöhnen, daher gehen Sie am besten stufenweise vor:
  - Beginnen Sie mit etwa 20 g MCT am Tag und steigern langsam um täglich 10 g bis zu einer Menge von 100 bis 150 g – über den Tag verteilt.
- Die Fette können Sie nicht hoch erhitzen, also nicht zum Braten oder Backen verwenden.

☐ Geben Sie MCT in die fertig zubereiteten, warmen
  Speisen.

☐ Verwenden Sie MCT-Brotaufstriche (Margarine).

■ Lassen Sie Speisen, denen Sie MCT zugegeben haben,
  nicht lange stehen; sie bekommen einen bitteren Nach-
  geschmack.

MCT-Fette enthalten keine essenziellen Fettsäuren. Daher
sollten Sie die wichtigen Omega-3-Fettsäuren (⋯⟫ Seite 42)
gegebenenfalls zusätzlich einnehmen. Die Deutsche Gesellschaft für Ernährungsmedizin (DGEM) empfiehlt die
tägliche Einnahme von Supplementen mit einem Gehalt von
4 bis 6 g Omega-3-Fettsäuren – idealerweise über den Tag
verteilt, die Sie bei der Dosierung der Enzyme berücksichtigen müssen.

So können Sie Unterversorgung vermeiden

Durch Durchfälle und Veränderung der Resorptionsbedingungen können zumindest zunächst Eiweiß, Fett, Mineralstoffe und Vitamine nicht ausreichend resorbiert werden. Die
Folge ist Unterversorgung bis hin zu Mangelerscheinungen.

Besonders wenn die Verwertung von Fett gestört ist, werden
die fettlöslichen Vitamine A, D, E und K ungenutzt mit dem
Fettstuhl ausgeschieden. Auch die Aufnahme von Eisen,
Folsäure, Kalzium, weiterer Elektrolyte und wasserlöslicher
Vitamine durch die Darmwand kann erschwert sein. Das gilt
ganz besonders für Vitamin B12 nach Operation des terminalen Ileums (⋯⟫ Seite 174).

In Labortests können die jeweiligen Blutspiegel bestimmt
werden, so dass frühzeitig die fehlenden Mineralien oder
Vitamine erkannt und durch zusätzliche Gaben oder Infusionen ersetzt werden können. Es gibt Präparate, die die
Verluste an fettlöslichen Vitaminen ausgleichen können
und neben Alpha-Linolensäure auch MCT enthalten (fragen
Sie Ihren Arzt danach).

Auch der Protein-„Status" kann mithilfe von Blutuntersuchungen festgestellt werden; „Leitsubstanz" ist Albumin: Als normal gelten 35–45 g/l Serum, eine schwere Unterversorgung besteht bei weniger als 30 g/l Serum.

Wie Sie sich bei speziellen Beschwerden einzelner Organe helfen können

Magen

Der Magen hat die Funktion, den Speisebrei zu speichern, mit Magensäure (Salzsäure) zu durchmischen und ihn danach in kleinen Portionen in den Dünndarm weiterzuleiten, kontrolliert vom Magenpförtner. Die gründliche Vermischung mit der Salzsäure hat mehrere Gründe. Das Eiweiß der Nahrung wird „vorverdaut", es gerinnt und ist daher für die Aufspaltung durch die Enzyme bestens vorbereitet. Außerdem tötet die Säure Bakterien ab, die wir unwissentlich mitgegessen haben, und schützt damit vor vielen Infektionen. Die Konzentration ist so stark, dass jedes andere Organ davon zerfressen würde. Der Magen wird jedoch durch die Magenschleimhaut vor dieser Zersetzung geschützt.

Schließlich hat der Magen noch eine wichtige Bedeutung für die spätere Resorption von Vitamin B12 und Eisen.

Wird nun der Magen oder ein Teil davon operativ entfernt, kann er seine Aufgaben nur noch bedingt oder gar nicht mehr wahrnehmen:

- Der Speisebrei erreicht den Darm zu schnell und unkontrolliert, wenn z. B. der Magenpförtner fehlt (Dumpingsyndrom, s. u.).
- Der Verschlussmechanismus zwischen Magen und Speiseröhre ist gestört, so dass Mageninhalt in die Speiseröhre zurückfließt (Refluxösophagitis, s. u.).
- Schädliche Bakterien können ungehindert den Magen
  passieren und in den Darm gelangen.
- Vitamin B12 und Eisen werden nur unzureichend oder gar
  nicht resorbiert.
- Eine Eiweißvorverdauung durch die Magensäure hat nicht
  oder nur eingeschränkt stattgefunden.

Je nach Ausmaß der Operation kann es dadurch zu folgenden
Beschwerden kommen, die aber mit zunehmendem zeit-
lichen Abstand zur Operation immer geringer werden.

Dumpingsyndrom

Das Dumpingsyndrom tritt besonders nach totaler Magen-
entfernung (Gastrektomie) und Teilresektion des unteren
Magens (Operationen nach Billroth I und II; Whipple) auf. Der
Magen kann die Nahrung nicht lange genug speichern, weil er
verkleinert wurde und/oder die Kontrolle durch den Pförtner
entfällt. Dadurch „stürzt" (engl. dump) der Speisebrei ohne
größere Verweildauer in den Dünndarm, der, hormonell gesteuert, sofort Sättigung signalisiert. Somit kann das „Dumping" auch Grund für Appetitlosigkeit (⤳ Seite 89) sein.

Das **Frühdumping** setzt unmittelbar nach der Nahrungsaufnahme ein und führt zu Schwäche, Schwindel, Blutdruck-
abfall, Schweißausbruch sowie Völle- und Druckgefühl im
Oberbauch. **Spätdumping** beginnt erst 1 bis 2 Stunden nach
dem Essen und hat ähnliche Symptome, zusätzlich fällt der
Blutzucker stark ab (Hypoglykämie).

Wenn Sie unter diesen Symptomen leiden, wissen Sie vielleicht gar nicht, dass sie durch Essen und Trinken hervor-

gerufen werden. Im Gegenteil: Viele Betroffene führen die Beschwerden auf allgemeines Unwohlsein oder körperliche Schwäche zurück und geraten dadurch in panikartige Zustände, die die Symptome noch mehr verstärken.

Doch es gibt einfache Möglichkeiten, die Beschwerden zu lindern. Ziel dabei ist, die Konsistenz der Speisen so zu verändern, dass Speisebrei länger im Magen bleibt, also nicht schnell in den Darm „hinabstürzt". Feste Kost bekommt Ihnen dann besser als zum Beispiel Suppen.

Wie Sie sich helfen können

- Essen Sie so oft wie möglich kleine, trockene und feste Speisen, auch nachts:
  - ☐ Eine Scheibe Brot ½ Stunde vor dem Essen kann die Verweildauer der Speisen im Magen verlängern.
  - ☐ Toasten Sie oder essen Sie altbackenes Brot.
- Trinken Sie nicht zum Essen, sondern nehmen Sie die Gerichte lieber „trocken" ein.
- Trinken Sie frühestens 45 bis 60 Minuten nach dem Essen in kleinen Schlucken.
- Rühren Sie Guar-Granulat (Guarkernmehl) oder Pektin in Ihre Speisen (Reformhaus). Guar und Pektin gehören zu den wasserlöslichen Ballaststoffen und erhöhen die Viskosität des Mageninhaltes, er wird dickflüssiger. Damit wird die Entleerung des Mageninhaltes verzögert.
- Ballaststoffreiche Getreideerzeugnisse (Vollkornbrot, Flockenmüsli, Knäckebrot und Zwieback mit Ballaststoffen etc.) verlangsamen die Entleerung des Magens.
- Bevorzugen Sie eiweißreiche Speisen: gedünstetes Fleisch, Rührei, gedünsteter Fisch; reichern Sie die Speisen mit Eiweißpulver an.
- Fette Speisen, etwa mit Sahne oder Butter angereichert, verzögern die Magenentleerung, auch MCT (⤳ Seite 43) kann helfen.
- Versuchen Sie, im Liegen zu essen, oder legen Sie sich gleich nach dem Essen hin (Vorsicht bei gleichzeitig auf-

tretendem Reflux (--→ Seite 162), dann sollte das Kopfteil
besser etwas erhöht sein).

■ Versuchen Sie, beim und nach dem Essen eine feste Leib-
binde zu tragen.

Was Sie besser vermeiden sollten

■ sehr heiße oder sehr kalte Speisen
■ dünnflüssige Brühen („Klare Brühe")
■ große Portionen, essen Sie lieber im Abstand von 1 bis 2
Stunden kleinere Mengen – die kann der Magen besser
behalten.
■ Süßigkeiten und süße Speisen wie Pudding, Cremespei-
sen, Kuchen, Limonaden, Cola, Zucker, sogar Kompott
verstärkt das Dumping.
■ starkes Salzen – milde Kräuter werden Ihnen besser
bekommen.
■ beim und zum Essen trinken
■ kohlensäurereiches Mineralwasser
■ Vorsicht mit Milch – durch die Operation wird das
Enzym Laktase, das den Milchzucker (Laktose) spaltet,
möglicherweise nicht mehr gebildet, so dass Milch die
Symptome des Dumpings verstärkt und außerdem zu
Durchfällen und Völlegefühl führen kann (mehr zu
Laktoseintoleranz finden Sie auf Seite 93).
■ körperliche Aktivitäten gleich nach dem Essen; dazu gehört auch Spazierengehen.

Wenn durch Dumping plötzlich größere Mengen des
Speisebreis den Darm erreichen, bleibt keine Gelegenheit,
den sauren Mageninhalt zu neutralisieren, und die Verdauungsenzyme schaffen es in der kurzen Zeit nicht, die
Nahrung vollständig in ihre Inhaltsstoffe zu zerlegen. So
wandert ein Teil der Nahrung ungenutzt in die unteren
Darmabschnitte, wobei wichtige Nährstoffe verloren gehen
(Malabsorption, --→ Seite 152) bzw. nicht verdaute Stoffe zu
erheblichem Durchfall, Völlegefühl und Blähungen führen
können.

Was Ihnen helfen kann

- Säureblocker oder säurebindende Medikamente (wenn nur ein Teilstück des Magens entfernt wurde), so dass der Mageninhalt weniger sauer ist, wenn er den Darm erreicht
- Verdauungsenzyme (⸱⸱⸱⸱ Seite 153), die Sie zum Essen einnehmen und die dem Dünndarm die Arbeit erleichtern, besonders wenn der Magen vollständig entfernt und aus dem Zwölffingerdarm ein Ersatzmagen gebildet wurde.

Bitte fragen Sie Ihren Arzt danach.

Sodbrennen (Reflux)

Nach einer Magenteilresektion kann auch häufiges Sodbrennen (Reflux) Probleme bereiten. Wenn durch die Operation der Verschlussmechanismus zwischen Magen und Speiseröhre entfernt worden ist, fließt der saure Mageninhalt zurück in die Speiseröhre, die dadurch unangenehm gereizt wird. Tipps, wie Sie diese Beschwerden lindern können, finden Sie auf Seite 110.

Vitamin-B12- und Eisenmangel

Es gibt noch einen wichtigen Punkt, den Sie beachten sollten, wenn Ihr Magen entfernt wurde: Vitamin B12 und Eisen können nur mithilfe eines bestimmten Eiweißstoffs („Intrinsic-Faktor") durch die Darmwand in den Körper aufgenommen werden. Diese Substanz, die wie eine Fähre funktioniert, wird normalerweise im Magenboden und -körper gebildet. Fehlen diese Magenteile, wird der Intrinsic-Faktor nicht gebildet und Vitamin B12 und Eisen können später nicht durch die Darmwand in den Körper gelangen.

Durch eine Blutuntersuchung wird Ihr Arzt feststellen, ob Ihnen **Vitamin B12** und **Eisen** fehlen und die nötigen Maßnahmen ergreifen. Bitte handeln Sie nicht eigenmächtig und nehmen Präparate, die Eisen oder Vitamin B12 enthalten, ein. Die nötige Dosierung muss genau auf Ihren individuellen Bedarf abgestimmt sein! Auch eine zusätzliche Gabe von Kalzium und Vitamin D kann nötig werden. Diese „Substitutionen" müssen in der Regel lebenslang erfolgen. Sprechen Sie bitte auch darüber mit Ihrem Arzt!

Darminfektionen

Wenn Ihr Magen vollständig entfernt wurde und Sie mithilfe des Dünndarms einen Magenersatz erhalten haben, fehlt Ihnen die antibakterielle Magensäure. Da die Bakterien nun nicht abgetötet werden, wandern sie ungehindert in den Darmtrakt und können sehr unangenehme Darminfektionen mit Durchfällen und Krämpfen verursachen.

Dagegen schützen Sie sich durch Hygienemaßnahmen, die für einen gesunden Menschen mit intaktem Magen übertrieben, für Sie aber unerlässlich sind:

- Säubern Sie die Lebensmittel besonders gründlich.
- Garen Sie besonders Fleisch, Geflügel und Fisch gut durch (nicht „rosa" oder „englisch" verzehren):
  - ☐ kein kurz gebratenes, halb gares Fleisch
  - ☐ kein Tatar, Mett oder anderes rohes Fleisch und Rohwurstprodukte
- Verwenden Sie nur frische Eier, die Sie ausreichend kochen oder garen, und essen Sie keine Speisen, die mit rohen Eiern zubereitet sind.
- Wärmen Sie Speisen möglichst nicht auf. Sollte sich das nicht umgehen lassen, kühlen Sie die Speisen sofort nach der Zubereitung, bewahren sie gut gekühlt und kochen sie vor dem Verzehr gründlich auf; rühren Sie dabei immer wieder um, damit alles gut erhitzt wird.
- Kochen Sie auch Tiefgekühltes richtig auf, Erwärmen allein reicht nicht. Ein Kochthermometer hilft Ihnen, die Kerntemperatur zu kontrollieren.
- Verzichten Sie auf Softeis.
- Essen Sie keine Rohmilchprodukte (auch keinen Rohmilchkäse).
- Bewahren Sie Milch und Milchprodukte nur gut gekühlt und nicht zu lange auf.

- Essen Sie nur selten geräucherte und gepökelte Fleisch-, Wurst- und Fischwaren wie Speck, Schinken, Kasseler, Pökelfleisch, Salami etc. Es könnten sich bestimmte Bakterien angesiedelt haben, die das Nitrit aus dem Pökelsalz in Nitrosamine umwandeln; Nitrosamine gelten als stark krebserregend.
- Achten Sie auf das Haltbarkeitsdatum – auch bei eingeschweißten Produkten – und verwenden Sie sie nach Ablauf nicht mehr.
- Verzichten Sie auf abgepackte Salate, im feuchten Klima der Plastiktüte bilden sich leicht Bakterien.
- Falls Sie Wasserfilter verwenden, tauschen Sie sie regelmäßig aus.
- Reinigen Sie Kochgeschirre, Schneidebrettchen und Bestecke besonders gründlich, kochen Sie sie von Zeit zu Zeit aus.
- Verwenden Sie nicht dieselben Messer, um rohes Fleisch und Salat zu schneiden.
- Reinigen Sie das Spülbecken und den Ausguss gründlich (Allzweckreiniger, Essig).
- Wechseln Sie täglich den Spüllappen und kochen Sie ihn aus.
- Wechseln Sie die Zahnbürste wöchentlich.

Abgesehen von der Substitution von Vitamin B12, Eisen, den Enzymen und den strengen Hygienemaßnahmen wird sich Ihr Körper im Laufe der Zeit an den künstlichen Magen gewöhnen und Probleme wie das Dumping werden nahezu verschwinden. Es gibt viele Betroffene, die mit viel Freude leben und essen – und nach einer Weile selbst Matjes mit Zwiebeln genießen und vertragen können!

Mit einer Schwierigkeit haben alle Menschen nach einer Magenoperation zu kämpfen: das Gewicht zu halten oder sogar zuzunehmen. Finden Sie heraus, was Ihnen am besten bekommt, ob Sie mit Butter, Ölen (denken Sie daran, die Enzym-Dosis zu erhöhen!) oder MCT und auch mithilfe von

Eiweißkonzentraten die Mahlzeiten gehaltvoller machen können, oder ob Sie zwischendurch mit Astronautenkost nachhelfen sollten.

Bauchspeicheldrüse (Pankreas)

Enzympräparate (⤳ Seite 153) ermöglichen Ihnen, bei der kompletten oder teilweisen Entfernung der Bauchspeicheldrüse nach einer Zeit der Anpassung wieder wie gewohnt zu essen. Allerdings sollten Sie die vielen kleinen Mahlzeiten beibehalten – und dabei nicht die Enzyme vergessen!

 Die Funktion der Bauchspeicheldrüse

Die Bauchspeicheldrüse (Pankreas) ist nicht nur die wichtigste Verdauungsdrüse unseres Organismus, sie produziert auch lebenswichtige Hormone zur Blutzuckerregulierung. Sie liegt hinter dem Magen, umgeben von Leber, Zwölffingerdarm und Milz, und besteht aus drei Teilen: Kopf, Körper und Schwanz.

Der exkretorische (nach außen, also in den Darm absondernde) Kopf der Bauchspeicheldrüse ist durch einen Gang mit dem oberen Teil des Dünndarmes (Duodenum) verbunden, durch den der Verdauungssaft bei Bedarf in den Darm fließt.

Pro Tag produziert die Bauchspeicheldrüse etwa 2 Liter Verdauungssaft, der folgende Aufgaben hat:

- Er ist stark alkalisch und neutralisiert bzw. alkalisiert damit den sauren Mageninhalt, der in den Dünndarm gelangt. Erst danach können die Verdauungsenzyme überhaupt aktiv werden.

- Er enthält bestimmte Enzyme, die Fett, Kohlenhydrate und Eiweiße in jene Bausteine aufspalten, die durch die Darmwand in den Organismus aufgenommen werden.

Die beiden anderen Teile der Bauchspeicheldrüse, Körper und Schwanz („endokrine", d. h. nach innen, in die Blutbahn absondernde Teile), produzieren Hormone, die für die Blutzuckerregulation wichtig sind: Insulin und Glucagon.

Bitte richten Sie sich nach den gleichen Empfehlungen wie bei Operationen am Magen oder Dünndarm, zumal Operationen in diesem Bereich häufig darauf ausgedehnt werden müssen.

Nach Operationen, bei denen die gesamte Bauchspeicheldrüse entfernt wurde (Pankreatektomie), müssen sowohl die Verdauungsenzyme als auch Insulin ersetzt werden.Haben Sie nun aber keine Angst davor, vielleicht auch noch „zuckerkrank" zu sein. Der richtige Gebrauch von Insulin und die modernen Methoden und Erkenntnisse über die Diätetik werden Ihnen ein nahezu normales Leben ermöglichen. Die Einstellung und passende Ernährungsweise werden Ihnen Ihr Arzt und Ernährungstherapeut erklären und in speziellen Schulungen werden Sie genau lernen, wie Sie sich verhalten müssen.

Entfernung der Milz

Eine Besonderheit sollten Sie aber beachten: Wenn Ihre Milz zusammen mit der Bauchspeicheldrüse entfernt wurde (Spleenektomie), ist Ihre **Infektabwehr** verringert, so dass Sie empfindlicher für bakterielle Infektionen sind. Bestimmte Impfungen gewähren Ihnen einen gewissen Schutz, aber schon bei den ersten Anzeichen einer Infektionskrankheit sollten Sie sofort Ihren Arzt aufsuchen und ihn über die Entfernung der Milz informieren!

Leber und Gallenwege

Tumore und Metastasen in der Leber können heute nicht nur chirurgisch entfernt, sondern auch durch Chemotherapie, Strahlentherapien und andere Methoden zerstört werden. Gleichwohl stellen sie einen schweren Eingriff dar, eine Schädigung oder Beeinträchtigung der Leberfunktion kann zu weitreichenden Veränderungen im Stoffwechsel führen. In der Regel kann die Leber aufgrund ihrer Größe jedoch selbst nach einer Teilresektion fast normal weiterarbeiten.

Die Leber entgiftet und versorgt den Körper mit Nährstoffen

Das Zentralorgan im Stoffwechsel des Menschen ist die Leber. Alle Nährstoffe, die durch die Darmwand „gewandert" sind, also resorbiert wurden, gelangen über den Blutstrom durch die Pfortader in die Leber. Von hier aus werden Nahrungsbestandteile an jene Gewebe und Organe im Körper versandt, bei denen eine Versorgungslücke besteht oder die Bedarf signalisiert haben. Andere Stoffe werden um-, auf- oder abgebaut und ebenfalls nach Erfordernis verteilt.

Umgekehrt werden „Abfallstoffe" aus dem Stoffwechsel (z. B. Harnstoff aus dem Proteinabbau) oder auch Giftstoffe (wie Alkohol) zur Leber gebracht, hier zu unschädlichen Substanzen abgebaut und zur Ausscheidung durch den Darm und die Nieren vorbereitet.

Die Leber besitzt außerdem große Depots an fettlöslichen Vitaminen (A, D, E) und Vitamin B12. So kann ein ernährungsbedingter Mangel an diesen Vitaminen zunächst eine ganze Weile ausgeglichen werden.

Schließlich bildet die Leber die **Gallenflüssigkeit**, die in der Gallenblase gesammelt und bei Bedarf in den Dünndarm geleitet wird. Gallenflüssigkeit besteht neben Wasser hauptsächlich aus Gallensäuren, Bilirubin (das die charakteristische gelbe Farbe bewirkt), Cholesterin und anderen Substanzen. Gallensalze bilden im Darm mit Fetten, die ja nicht wasserlöslich sind, eine Emulsion, die von den Enzymen der Bauchspeicheldrüse aufgespalten werden kann.

Durchfälle durch Gallensäure

Normalerweise werden 70 bis 80 Prozent der Gallensäuren aus dem Darm zurückresorbiert und wieder zur Leber transportiert, um erneut verwendet werden zu können. Diese Rückresorption geschieht am Ende des Dünndarmes (terminales Ileum). Ist dieser Teil des Darmes operativ entfernt worden oder durch starke Entzündungen nicht funktionsfähig, gelangen die Gallensäuren in den Dickdarm und erzeugen schwere Durchfälle (⟶ Seite 112). Der Verlust an Gallensäuren ist dadurch so groß, dass für die Vorbereitung der Fettverdauung nicht genügend Gallensalze zur Verfügung stehen. Die Folge davon können ebenfalls heftige Durchfälle (Fettstühle) sein.

Wie Sie Ihre Leber entlasten können

Auch wenn die Funktion nicht eingeschränkt ist, sollten Sie die Leber unterstützen und entlasten. Zwar wird eine „Leberschonkost", wie noch vor wenigen Jahren üblich, heute nicht mehr als notwendig angesehen. Sie sollten aber alle Giftstoffe wie Alkohol oder Nikotin und schwere Speisen meiden.

Leicht verdauliche Lebensmittel, wie sie auch nach Magen- und Dünndarmoperationen ratsam sind, werden Ihnen gut bekommen. Ballaststoffe machen Abfallstoffe unschädlich und entsorgen sie.

Folgende Lebensmittel schonen die Leber und helfen ihrer Entgiftungsarbeit:

- Getreideflocken (je nach Bekömmlichkeit Haferschmelzflocken oder grobe Flocken unterschiedlicher Getreidesorten), Leinsamen, Müsli, (Apfel-)Pektin, Inulin
- Leicht verdauliches Eiweiß aus Quark, Joghurt oder Fisch
- Butter, MCT oder Öle bekommen gut, *nicht* aber hoch erhitzte Fette!

Wenn Sie unter schweren Funktionsstörungen der Leber mit Ödemen oder Aszites (Wasseransammlung in der Bauchhöhle) leiden, sollten Sie möglichst kochsalzarm essen und MCT-Fette (⇢ Seite 43) verwenden. Wie hoch Ihr Eiweißbedarf ist, muss von Fall zu Fall Ihr Arzt entscheiden. Auf keinen Fall sollten Sie weniger trinken, um damit etwa die Wassereinlagerungen zu verringern. Im Gegenteil, trinken Sie reichlich! Auch sollten Sie auf eigene Faust keine Entwässerungstabletten einnehmen, sondern sich von Ihrem Arzt beraten lassen.

Wie Sie sich nach Entfernung der Gallenblase helfen können

Nach der Entfernung der Gallenblase (Cholezystektomie) müssen Sie keine besondere Diät einhalten, allerdings kann die Fettverwertung etwas gestört sein. Die Leber produziert zwar noch Gallenflüssigkeit, die aber nun nicht mehr in der Gallenblase gesammelt und nur bei Bedarf abgegeben wird. Stattdessen fließt die Gallenflüssigkeit in den Darm, auch wenn kein Fett emulgiert werden muss, und umgekehrt stehen möglicherweise keine Gallensalze zur Verfügung, wenn sie gerade gebraucht werden.

Wie Sie sich helfen können

- Essen Sie mehrere kleine Mahlzeiten am Tag, damit verteilt sich die Fettmenge auf kleinere Einzelportionen.
- Verdauungsenzyme (⟶ Seite 153) können die Verwertung der Fette unterstützen.
- Artischockenextrakt (als Dragees oder Saft) fördert den Gallensäurefluss, den Sie aber *nicht* bei schweren Leberfunktionsstörungen oder einem Verschluss des Gallengangs anwenden dürfen!

Dünndarm

Wenn Teile des Verdauungstraktes fehlen („Kurzdarmsyndrom"), wird der Darm bereits kurz nach der Operation trainiert, Aufgaben der fehlenden Stücke zu übernehmen. Dieses Training beginnt zunächst ganz vorsichtig und wird nach und nach durch Erweiterung des Speiseplans gesteigert. Damit aber gewährleistet ist, dass der Körper alle notwendigen Nährstoffe bekommt, wird für eine Weile gleichzeitig die parenterale Ernährung durch die Vene oder einen Port fortgesetzt.

 Der Dünndarm als Ort der Verdauung

Im Dünndarm findet die eigentliche Verdauung statt. Der (saure) Speisebrei wird in Portionen neutralisiert und alkalisiert, also basisch gemacht (das ist das Gegenteil von sauer), damit seine Bestandteile aufbereitet werden können. Dazu sind Enzyme, die Bauchspeicheldrüse und Dünndarmschleimhaut bilden, und Gallensäuren nötig. Die aufgespalteten Nährstoffe wandern durch die Darmwand ins Blut (Resorption) und werden mit dem Blutstrom weiter in die Leber transportiert, die sie je nach Bedarf speichert oder in andere Körperregionen verteilt.

Um dem Darm die Arbeit zu erleichtern, essen Sie:

- Viele kleine Mahlzeiten über den Tag verteilt, auch nachts.
- Schleimsuppen aus Schmelzflocken, Nudeln, Grieß, Sago oder weich gekochtem Reis, sie „cremen" die Schleimhaut. Würzen Sie nach Geschmack mit milden Kräutern und Gewürzen.
- Zwieback oder Weißbrottoast, mit Butter und Belag, den Sie mögen.
- Gemüse- und Fleischsuppen, die Sie mit Stärke oder Mehl binden und mit Butter oder Sahne anreichern können. Verändern Sie den Geschmack mit Petersilie, Dill und anderen Kräutern.
- Eier – gekocht, als Rühreier, Omelette oder Pfannkuchen.
- zartes, fein gewiegtes Fleisch und magereren Fisch (wie gedünstete Forelle).
- Steigern Sie langsam und vorsichtig die Menge an Fett und verwenden Sie MCT-haltige Fette (⤳ Seite 43).
- Kochen Sie Gemüse weich und essen Sie gedünstetes Obst oder Kompott.
  - ☐ Probieren Sie aus, was Ihnen bekommt, aber meiden Sie blähende Gemüse.
  - ☐ Babygläschen, die Sie nach Ihrem Geschmack würzen können, sind eine gute, vitaminreiche Ergänzung.
- Trinken Sie isotone Flüssigkeiten, diese werden schneller resorbiert:
  - ☐ verdünnte Obst- und Gemüsesäfte
  - ☐ Kräuter- und Früchtetees, etwas gesüßt
  - ☐ Sportgetränke mit erhöhtem Mineralstoffgehalt (Natrium, Kalium, Chlorid, Kalium, Kalzium, Magnesium)
  - ☐ Alkoholfreies Bier (quirlen Sie zur besseren Bekömmlichkeit die Kohlensäure heraus)
- Essen Sie, wenn Ihr Dickdarm gesund ist, Lebensmittel mit vielen Kohlenhydraten wie Brot, Gebäck oder Nudeln und wasserlösliche Ballaststoffe wie Apfelpektinflocken, Haferflocken oder Flohsamenhüllen (z. B. Mucofalk®, Flosa®).

So kann der Dickdarm helfen

Im Dickdarm können Kohlenhydrate und Ballaststoffe, die vom Dünndarm nicht genutzt werden konnten, durch Darmbakterien gespalten und zu kurzkettigen Fettsäuren umgebaut werden. Diese werden resorbiert und tragen damit zur Energieversorgung des Körpers bei. Sie versorgen außerdem die Darmzellen mit Nahrung und unterstützen so den Wiederaufbau der Darmschleimhaut und gleichzeitig die Darmfunktion. Außerdem dienen sie der Darmflora als energiereiche Nahrung.

Besonders die wasserlöslichen Ballaststoffe (---> Seite 160) haben ein hohes Wasserbindungsvermögen, das heißt, sie dicken den Stuhl ein, so dass Sie nicht so häufig zur Toilette gehen müssen. Sie verlangsamen außerdem die Transitzeit und geben damit dem Darm mehr Zeit, die Nahrung aufzuspalten und zu resorbieren.

Was Sie besser meiden sollten

- Trinken Sie nicht beim Essen, sondern erst nach gut einer Stunde. Der Speisebrei wird sonst zu flüssig und „fließt" dann zu schnell durch den Darm.
- Seien Sie vorsichtig mit Milch. Der Milchzucker (Laktose) kann bei möglicher Unverträglichkeit zu schlimmen Durchfällen führen. Probieren Sie stattdessen Joghurt oder Quark.
- Auch auf rohes Obst und Gemüse sowie Salat sollten Sie besser (zunächst) verzichten.

Ihr Bedarf an **Eiweiß** kann zeitweilig durch veränderte Resorptionsbedingungen oder gesteigerten Verbrauch erhöht sein („enterales Eiweißverlustsyndrom"). Um eine bessere Versorgung zu gewährleisten,

- mischen Sie Eiweißpulver unter Ihre Mahlzeiten (---> Seite 48) und/oder
- essen Sie, z. B. als Zwischenmahlzeit, eiweißreiche Astronautenkost, die Sie nach Belieben (nach)würzen können.

Viele der Ratschläge und Tipps entsprechen denen, die Sie unter „Durchfälle nach Operationen im Magen-Darm-Trakt"

(⇢ Seite 152) finden, allerdings gibt es eine Besonderheit, auf die Sie vor allem kurz nach der Operation achten müssen: Durch die Operation verengen unter Umständen Narbengewebe oder Verwachsungen den Darm. Außerdem kann der Darm anders als vor der Operation gelagert sein, so dass sich Darmschlingen gebildet haben. Es besteht daher die Gefahr, dass sich langfaserige Lebensmittel hier verknoten, Knäuel bilden und an den Verengungen oder in den Schlingen hängen bleiben und schlimmstenfalls zu einem Darmverschluss führen. Dazu gehören z. B.:

- Blattspinat, Feldsalat, Bohnen, (ungeschälte) Paprika und Tomaten, Porree (Lauch), Pilze, Sauerkraut, Stangensellerie, Spargelstangen (die Köpfe können Sie essen), Fenchel, Zwiebeln
- Ananas, Mango, Orangen, Pampelmusen, Trockenfrüchte, die Haut von Weintrauben und anderen Obstsorten
- Roher Schinken, Rauchfleisch, gekochtes Rindfleisch oder Geflügelbrust

Schneiden Sie die Lebensmittel quer zur Faser, hacken Sie sie oder zerkleinern Sie sie mithilfe einer elektrischen Kräutermühle oder einer Küchenmaschine.

Körnerbrot oder Müsli mit ganzen Körnern, die Kerne von Weintrauben oder Johannisbeeren können ebenfalls „stecken bleiben" und den Darm verschließen.

Ohne Probleme können Sie essen (Auswahl):
- „mehlige" Wurzelgemüse wie Kartoffeln, Möhren, Topinambur, Petersilienwurzel, Sellerie, Rübchen sowie Kürbis, Auberginen, Zucchini, Gurken (geschält und entkernt), Avocado
- Äpfel, Birnen, Beerenfrüchte (keine Johannisbeeren), Banane, Papaya, Melone
- Fisch, klein geschnittenes Fleisch oder Hackfleisch
- Milchprodukte
- Flockenmüsli

Zur Unterstützung der Verdauung wird Ihr Arzt Ihnen zumindest zunächst Antazida (binden Magensäure) oder „Säureblocker" (verhindern die Bildung von Magensäure) verschreiben. Der Grund: Die Säureproduktion des Magens ist so sehr verstärkt, dass die Kapazität des Dünndarms nicht ausreicht, den Speisebrei zu neutralisieren.

Besonders kurz nach der Operation werden Sie vermutlich wenig Appetit haben und außerdem Ihrem Darm nicht zu viel zumuten wollen, daher wird Ihr Bedarf an Energie und Nährstoffen nicht gedeckt. Sie sollten deshalb zusätzlich hoch kalorische „Astronautenkost" (-→ Seite 148) zu sich nehmen: Trinken Sie immer wieder ein paar Schlückchen, vielleicht angedickt mit ein paar Schmelzflocken und gewürzt nach Ihrem Geschmack.

Nach maximal einem Jahr hat sich der Darm an die neuen Verhältnisse gewöhnt und kann die Arbeiten der fehlenden Abschnitte übernehmen. Aber essen Sie weiterhin täglich 5 bis 7 Mahlzeiten oder mehr; der verkürzte Darm kann kleine Portionen besser verarbeiten.

Häufiger und kleine Portionen essen

Langfristig sollten Sie mehr Kalorien essen, als Sie es von früher gewohnt sind. Sie brauchen etwa anderthalb- bis zweimal so viel Energie wie zuvor. Idealerweise reichern Sie, wie schon mehrfach angesprochen, die Speisen mit Fett an. Achten Sie bitte aber ganz besonders auf die Bekömmlichkeit der Fette (Stuhlgang! s. u.) und unterstützen Sie die Verdauungsarbeit mit Enzymen.

- Milchfett (Butter, Sahne) und hochwertige kalt gepresste Öle bekommen Ihnen besser als „Schlachtfette" oder hoch erhitzte Fette.
- Nehmen Sie nach Rücksprache mit Ihrem Arzt Supplemente mit Omega-3-Fettsäuren.
- Bei Schwierigkeiten ersetzen Sie einen Teil des Speisefettes durch MCT.

Wie Sie sich bei Durchfällen mit Enzymen helfen können

Ein Problem kann allerdings auch dann auftreten, wenn Sie Ihre Mahlzeiten vorsichtig auswählen: starke, übel riechende Durchfälle, schaumig oder fettig (die Stuhlflöckchen schwimmen oben), und die Toilette lässt sich mit der Bürste nur schwer reinigen. Das kommt entweder daher, dass die Fett spaltenden Enzyme fehlen – Ihr Darm „verdaut" die Fette und andere Nahrungsbestandteile nicht richtig (Maldigestion) –, oder der verbleibende Darm kann bestimmte Nährstoffe nicht resorbieren (Malabsorption). In solchen Fällen helfen und unterstützen Verdauungsenzyme. Informationen dazu finden Sie in Kapitel 5 (⇢ Seite 153f.), allgemeine Tipps zu Durchfällen auf Seite 112.

Wie Sie sich bei Durchfällen durch Verlust des terminalen Ileums helfen können

Schwere Durchfälle können ebenfalls auftreten, wenn bei Ihnen das Endstück des Dünndarms (terminales Ileum) am Übergang zum Dickdarm zusammen mit der Ileozökalklappe (Verbindungsklappe zwischen Dünn- und Dickdarm) entfernt wurde.

Im Ileum werden – unter gesunden Bedingungen – Gallensäuren, die im Dünndarm bei der Fettverdauung mitwirken, rückresorbiert und können wiederverwendet werden. Fehlt dieses Stück Darm, gelangen die Gallensäuren in den Dickdarm und erzeugen dort starke Durchfälle (chologene Diarrhöe). Hinzu kommt, dass Gallensäuren durch diese Ausscheidung in großem Maße verloren gehen und folglich der Gallensäurepool des Körpers immer geringer wird (Gallensäureverlustsyndrom). Dadurch wird die Fettverdauung gestört, was wiederum Durchfälle mit Fettstuhl erzeugt.

Wie Sie sich helfen können

- Kalzium, das sich mit der Gallensäure zu einem unlöslichen Komplex verbindet, und damit die chologene Diarrhöe vermindert. Vorsicht: Dadurch geht Kalzium dem Or-

ganismus verloren, Sie müssen auf eine gute Versorgung
achten!

☐ kalziumreiche Lebensmittel wie Quark oder Käse

☐ Kalziumkautabletten, die Sie vor oder während der
  Mahlzeiten zu sich nehmen (keine Brausetabletten,
  die verstärken den Durchfall)

■ Enzyme mit einem hohen Lipaseanteil (⤑ Seite 154)

■ MCT (⤑ Seite 43) brauchen zur Verdauung keine Gallensäure und stimulieren die Gallenblase daher nicht. So
  gelangt weniger Gallensäure in den Dickdarm.

■ Nehmen Sie die Mahlzeiten „trocken" ein, dicken Sie sie
  mit Guar und trinken Sie erst nach ca. 1 Stunde, idealerweise isotone Getränke (⤑ Seite 170).

■ Das Arzneimittel Colestyramin bindet die Gallensäuren
  im Darm sehr effektiv und inaktiviert sie dadurch (bitte
  den Arzt fragen).

Noch eine Besonderheit gibt es: Nach einer Operation am
Ileum steigt die Ausscheidung von Oxalsäure durch die Nieren und erhöht die Gefahr für Nierensteine. Verzichten Sie
daher auf Lebensmittel, die einen hohen
Gehalt an Oxalsäure haben (⤑ Tabelle 14).

Einen weiteren wichtigen Punkt müssen Sie
beachten: Durch den Verlust des terminalen
Ileums kann Vitamin B12 nicht mehr resorbiert
werden und andere Regionen des Darms können diese Aufgabe nicht übernehmen. Bitte
erinnern Sie Ihren Arzt daran, den Vitamin-
B12-Spiegel regelmäßig zu kontrollieren und
bei Bedarf Vitamin B12 zu ergänzen. Das geht
jedoch nur durch Injektionen, denn auch aus
Tabletten oder Säften kann das Vitamin B12 ja
nicht resorbiert werden.

Denken Sie auch daran, andere Vitamine (besonders die fettlöslichen) und Elektrolyte durch La-

Tabelle 14: Oxalsäuregehalt ausgewählter Lebensmittel

Lebensmittel	Oxalsäure (in mg/100 g)
Bohnen	43,7
Rote Bete	72
Teeaufguss (schwarz)	55–75
dunkle Schokolade	165
Erdnuss	200
Sauerampfer	270
Mandeln	350
Kakaopulver	470
Rhabarber	537
Walnuss	550
Spinat	571
Mangold	650

bortests im Serum bestimmen zu lassen und sie nach Bedarf in Absprache mit Ihrem Arzt durch Supplemente zu ergänzen.

Dickdarm

Nach einer Operation am Dickdarm wird, ebenso wie nach einer Dünndarmoperation, Ihr Darm möglichst schnell, aber vorsichtig daran gewöhnt, seine Aufgaben wieder zu erfüllen.

Der Dickdarm

Der Dickdarm schließt sich an den Dünndarm an, die voneinander durch die Ileozökalklappe (Bauhin'sche Klappe) getrennt sind. Der Dickdarm hat die Aufgabe, den Stuhl „einzudicken", ihm also Wasser zu entziehen und gleichzeitig die wasserlöslichen Mineralstoffe zu resorbieren. Die unverdaulichen Nahrungsreste (Ballaststoffe) werden hier von den Darmbakterien zersetzt. Schließlich bereitet der Dickdarm den Stuhl zur Ausscheidung vor und bewahrt ihn bis dahin im Kotbehälter.

Grundsätzlich gelten die gleichen Ratschläge, wie sie nach Operationen im Magen und Dünndarm beschrieben sind:

- Verzehren Sie kleine Mahlzeiten, öfter über den Tag verteilt.
- Pürieren Sie (zunächst) die Speisen.
- „Salben" Sie den Darm mithilfe von Schleimstoffen von innen mit Haferflocken-, Reis-, Gerste- und Leinsamenschleim, pikant abgeschmeckt mit Gemüse- oder Fleischbrühe oder süß, mit etwas Zucker und Obstbrei (Babygläschen).

Was Sie besser meiden sollten

- Blähende Speisen wie Kohl, Hülsenfrüchte, Zwiebeln oder Knoblauch
- Lebensmittel mit langen Fasern (⟶ Seite 172)
- Saure Säfte
- Milch (Joghurt kann dagegen gut verträglich sein)

Der weitere Aufbau dessen, was Sie essen können, entspricht ebenfalls den Ratschlägen, wie sie nach Operationen am Dünndarm beschrieben werden (⟶ Seite 169).

Wenn Sie zu Durchfällen neigen, sollten Sie „treibende" Lebensmittel meiden (weitere Tipps zu Durchfällen, ⟶ Seite 112):

- Mineralwasser mit Kohlensäure
- Saure Obstsäfte
- Alkoholika jeder Art
- Spinat, Hülsenfrüchte, Kohlgemüse, Salate
- Grobes Brot mit Körnern
- Zuckeraustauschstoffe, wie Sorbit
- Fruchtzucker, Milchzucker
- Kohlenhydratreiche Lebensmittel: Wenn Kohlenhydrate nicht abgebaut (s. o.) oder resorbiert werden können, führt das zu einer „osmotischen" Diarrhöe.

Nach einer Weile – die Zeitspanne können Sie selbst am besten bestimmen – essen Sie mehr und mehr normale Kost. Dabei sollten Sie individuelle Unverträglichkeiten und Abneigungen immer berücksichtigen.

Führen Sie ein Tagebuch, damit Sie nachhalten können, was Ihnen gut bekommt und mit welchen Speisen Sie besser vorsichtig sein sollten. Im Anhang (⟶ Seite 216) finden Sie zusammengefasst eine Liste von Lebensmitteln, die erfahrungsgemäß nicht gut verträglich sind, sie stellen aber keine „Verbotsliste" dar.

Vielleicht werden Sie feststellen, dass Sie häufiger als früher zur Toilette gehen müssen, um den Darm zu entleeren. Die Erklärung ist einfach: Der Dickdarm, der den Stuhl vor der Ausscheidung „aufbewahrt", ist kürzer, daher ist seine Speicherkapazität geringer geworden.

„Künstlicher Darmausgang" (Anus praeternaturalis; Ileostoma; Kolostoma)

Die Tipps und Anregungen, wie sie nach Dünndarmresektionen gelten, können Sie auch hierbei befolgen (⸱⸱➔ Seite 169). Nach „totaler Kolektomie", wenn also der ganze Dickdarm entfernt wurde, wird es nötig sein, dass Sie Ihren Bedarf mit Zusatznahrung decken. Bauen Sie „Astronauten-Kost" als Zwischenmahlzeit in Ihren Tagesplan ein. Da sie meistens flüssig ist, wird es Ihnen guttun, dazu etwas Zwieback, Knäcke- oder anderes, getoastetes Brot zu essen oder die Trinknahrung anzudicken. Vergessen Sie nicht: Diese Zusatznahrung gibt es in verschiedenen Geschmacksrichtungen und Sie können nach Geschmack und Belieben nachwürzen.

„Astronauten-Kost" als Zwischenmahlzeit

Da die Resorption von Wasser durch Glukose (Zucker) verbessert werden kann, trinken Sie leicht gesüßte (z. B. Tee) oder isotone Getränke. Bitte keine Zuckeraustauschstoffe verwenden.

Richten Sie sich bei der Auswahl der Lebensmittel, insbesondere wenn die Operation schon eine Weile zurückliegt, nach Ihrer Erfahrung und der individuellen Bekömmlichkeit.

Was Sie besser meiden sollten

- Stark blähende Lebensmittel wie Hülsenfrüchte, Zwiebeln, Lauch und Kohl
- Kohlensäurereiche Getränke
- Sehr saures Obst – es kann zu Reizungen an der Bauchhaut führen
- Gebratenes oder paniertes Fleisch
- Langfaserige Lebensmittel (sie könnten den „Ausgang" verstopfen), wie faseriges Fleisch und Gemüse, Pilze, Kokosflocken, Nüsse, Obstschalen oder Obsthäute, z. B. von Trauben (⸱⸱➔ Seite 172)
- Obst mit vielen Kernen, wie Johannisbeeren oder Trauben
- Sehr ballaststoffreiche Lebensmittel wie Müsli, Frischkornbrei, Brot mit vielen Körnern

Lassen Sie sich ausführlich über Stomaversorgung, Reinigung und Hautpflege vom Fachpersonal oder dem Sanitätshandel beraten – auch darüber, was es für besondere Versorgungsmöglichkeiten etwa beim Baden oder Sport gibt. Auch im Internet finden Sie Rat und Hilfe, z. B. www.ilco.de.

Tipp

Mithilfe von Süßstofftabletten können Sie unangenehme Gerüche mindern: Geben Sie mindestens vier oder mehr Tabletten in den Stomabeutel.

Auf einen Blick

Nach Operationen im Magen-Darm-Trakt sollten Sie folgende allgemeine Empfehlungen beachten:

- Achten Sie darauf, was Ihnen bekommt – ein Tagebuch, das Sie über eine Woche führen sollten, wird Ihnen die richtigen Hinweise geben – auf die Erinnerung ist nicht immer Verlass.

- Essen Sie immer wieder kleine Mahlzeiten über den ganzen Tag verteilt. Wählen Sie die Speisen gezielt aus.

- Kochen Sie die Speisen weich.

- Hafer- und andere Schleimsuppen (individuell abgeschmeckt) helfen Ihnen bei akuten Beschwerden.

- Vorsicht bei langen Fasern (Gemüse, Obstschalen, Fleisch).

- Setzen Sie Fette gezielt ein: hochwertige Öle, Butter, MCT.

- Trinken Sie bei Durchfällen viel – aber besser nicht beim Essen.

- Verwenden Sie Zusatznahrung nach Indikation, Geschmack und Möglichkeit, besonders bei Gewichtsverlust.

- Verwenden Sie Enzyme zur besseren Nahrungsausnutzung – fragen Sie Ihren Arzt.

Besprechen Sie mit Ihrem Arzt die Notwendigkeit, bestimmte Mineralstoffe und Vitamine zu substituieren (z. B. Eisen, Vitamin B12, fettlösliche Vitamine).

Operationen im Uro-Genitaltrakt

Operationen der weiblichen oder männlichen Geschlechtsorgane wie auch Bestrahlungen können sehr unangenehme
Nebenwirkungen haben, die ebenfalls die benachbarten
Organe betreffen, wie den Darm oder die Blase. Bitte ent-
nehmen Sie Hinweise und Hilfestellung dazu den entsprechenden Kapiteln.

Nieren und Blase

Abbildung 4: Anatomie der Harnwege

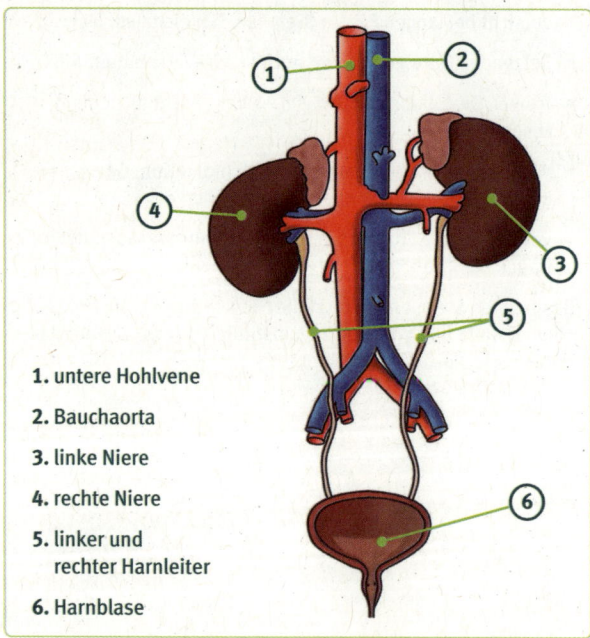

1. untere Hohlvene

2. Bauchaorta

3. linke Niere

4. rechte Niere

5. linker und
   rechter Harnleiter

6. Harnblase

Welche Aufgaben haben Nieren und Blase?

Regulation, Ausscheidung und Entgiftung

Wie der Darm sind auch die Nieren Ausscheidungs- und damit Entgiftungsorgane. Pro Minute werden sie von ca. 1.200 ml Blut durchströmt, das sind immerhin 25 Prozent des Herzminutenvolumens! Alle 4 bis 5 Minuten hat das gesamte Blutvolumen des Körpers die Nieren durchflossen (mehr als 1.500 l/24 Stunden) und wird hier filtriert: Wasserlösliche Endprodukte des Stoffwechsels und Fremdstoffe, wie z. B. Medikamente und deren Abbauprodukte, Ab- und Umbauprodukte von Umweltchemikalien oder Konservierungsmittel werden zur Ausscheidung „freigegeben", während wiederverwertbare Bestandteile in den Körper rückgeführt werden. Gleichzeitig sind die Nieren dafür verantwortlich, dass trotz wechselnder Lebensbedingungen und Lebensweisen (Ruhe, körperliche Anstrengung mit Schwitzen oder Krankheit) und unterschiedlicher Nahrungsmittel die chemische Zusammensetzung und der pH-Wert des Blutes nahezu konstant bleiben – eine Voraussetzung für das Funktionieren des Stoffwechsels. Dazu bedienen sich die Nieren eines einfachen Tricks: Sie scheiden je nach Notwendigkeit mehr oder weniger Elektrolyte wie Natrium, Kalium, Kalzium, Magnesium oder Phosphat über den Harn aus.

Zu den harnpflichtigen Substanzen, also solchen, die über die Nieren mit dem Harn ausgeschieden werden, gehören auch die Abbauprodukte aus dem Eiweißstoffwechsel, die die Leber zum „Entsorgen" in die Niere schickt:

- Harnstoff, Hauptabbauprodukt der Proteine. Aus den Aminosäuren entsteht zunächst das giftige Ammoniak (NH_3), das aber sofort zusammen mit Kohlendioxid (CO_2) zu Harnstoff umgewandelt wird, der über die Nieren entsorgt wird.

- Harnsäure (Purine), Stoffwechsel-Endprodukt aus dem Abbau von Körperzellen (vereinfacht gesagt). Ist der Anfall an Harnsäure zu groß und die Nieren können die Menge nicht mehr bewältigen, steigt der Harnsäurespiegel im Blut. Dies kann sich in schmerzhaften Gichtattacken äußern. Wenn Sie viel Gewicht verloren haben (also viele Zellen abgebaut worden sind), kann der Harnsäurespiegel vorübergehend ansteigen.

Der von der Niere „freigegebene" Urin wird in der Blase gesammelt und über die Harnröhre ausgeschieden – ein hochkomplexer Vorgang, teilweise hormonell, vorrangig aber durch die Trinkmenge gesteuert. Je mehr Wasser zum Lösen der unerwünschten Substanzen zur Verfügung steht, umso besser können Abfallstoffe über die Nieren entsorgt werden.

Bildung von Hormonen

Damit nicht genug: Die Nieren sind nicht nur für die Ausscheidung und Entgiftung zuständig, sondern sie haben ebenfalls wichtige „endokrine" Aufgaben, d. h., sie bilden Stoffe, die für das gesamte Stoffwechselgeschehen im Körper von Bedeutung sind. Das sind z. B.:

- Erythropoetin, das den Reifungsprozess der Erythrozyten, der roten Blutkörperchen, im Knochenmark beschleunigt

- Renin, das Einfluss auf Wasserhaushalt und Blutdruck hat

- die Umwandlung von Vitamin D in seine „aktive" Form

- die Nebennieren, die mit der Nierenfunktion direkt nichts zu tun haben und die Hormone Adrenalin, Noradrenalin und Cortisone bilden

Wie Sie Ihre Nieren unterstützen können

Wenn die Nierenfunktion durch eine Krebserkrankung oder nach Bestrahlung umliegender Gewebe gestört ist oder eine Niere operativ entfernt worden ist, muss die zweite, gesunde Niere die Aufgaben beider Organe übernehmen. Daher sollten Lebensweise und Ernährung so angepasst werden, dass diese nicht überlastet wird.

Noch vor ein paar Jahren bedeutete „Nierenschonkost" generell eine strikte Einschränkung von Salz und Eiweiß und sogar Flüssigkeit. Diese strengen Empfehlungen sind inzwischen aufgrund besserer Erkenntnisse überholt. Diätetische Maßnahmen richten sich heute vielmehr nach der verbliebenen Nierenfunktion und den individuellen Bedürfnissen.

Regelmäßige Laborkontrollen sind wichtig

Regelmäßige Laborkontrollen sind erforderlich, um die Ernährung genau den Bedürfnissen und der Kapazität der Nierenleistung anzupassen, besonders in Bezug auf Kalium, Phosphat und Eiweiß.

Ein dringender Rat

Die Diätetik bei Nierenerkrankungen und Niereninsuffizienz ist sehr komplex. Lassen Sie sich daher unbedingt individuell ernährungstherapeutisch beraten, falls bei Ihnen eine funktionelle Störung der Nieren festgestellt wurde, eine Niere entfernt werden musste oder Sie dialysepflichtig sind.

Sie erfahren hier an dieser Stelle nur einige allgemeine Hinweise, die in jedem Fall gelten, wenn die Nieren nach einer Behandlung und/oder Operation wieder voll funktionsfähig sind. Diese Ernährung soll die Nieren bei ihren Aufgaben als Ausscheidungsorgan unterstützen und gleichzeitig vor Neuerkrankungen schützen.

Trinken Sie etwa 2 bis 2½ l über den Tag verteilt; wenn der Urin hell wie Weißweinschorle ist, war es genug. (Mineral-)

Wasser, Tees, Schorle, Obst- und Gemüsesäfte (auch verdünnt) sind geeignete Getränke. Milch und Milchprodukte,
Suppen und Brühen gehören *nicht* zu den Getränken, sondern sind Nahrungsmittel.

Eine hohe Eiweißzufuhr kann sowohl gesunde als auch kranke Nieren belasten. Das bedeutet, dass die Eiweißmenge der
Nahrung an Ihren *individuellen* Bedarf und Ihre Nierenfunktion (Laborkontrollen!) angepasst werden muss. Auf der anderen Seite sollten Sie keine eiweißreduzierte Diät einhalten,
wenn Ihr Arzt Eiweißverluste durch den Urin oder einen Eiweißmangel festgestellt hat. Noch einmal der Hinweis: Eine
individuelle Ernährungstherapie ist notwendig!

**Individuelle
Ernährungstherapie**

Wenn Sie unter Ödemen (z. B. Wasseransammlung in Gelen-
ken) leiden, sollten Sie salzarm essen. Am einfachsten geht
das, wenn Sie auf salzreiche Fertigprodukte wie Dosenge-
müse, Trockensuppen, Schinken oder Wurstwaren verzichten
und nicht bei Tisch nachsalzen:

- Anstelle von Salz können Sie bei der Zubereitung z. B.
  natriumarme Instant-Brühen aus dem Reformhaus verwenden.
- Glutamat hilft, Salz zu sparen, ebenso wie Hefeflocken,
  die Sie im Reformhaus bekommen. Hefeflocken enthalten
  viel Vitamin B1, aber auch Purine, daher sollten Sie diese
  nicht bei erhöhtem Harnsäurespiegel (s. u.) verwenden.
- Kräuter und Gewürze machen Salz überflüssig und vermitteln ein ganz neues Geschmackserlebnis.

Wenn Ihr Harnsäurespiegel erhöht ist, sollten Sie
- viel trinken
- Lebensmittel mit einem hohen Puringehalt meiden:
  Fleisch, Innereien, eingelegten Fisch (wie Anchovis) oder
  Hülsenfrüchte

Generell kann man sagen, dass pflanzliche Lebensmittel
weniger Purine enthalten als tierische. Als Faustregel gilt: Je

mehr Wasser das Obst oder Gemüse enthält (Gurke, Melonen, Kürbis), desto weniger Purine sind darin. Milch, Milchprodukte und Öle enthalten gar keine Purine.

Wie Sie sich bei Blasenproblemen helfen können

Durch Bestrahlungen oder Operationen an Darm, Hoden,
Prostata, Gebärmutter (Uterus) und/oder Eierstöcken (Ovarien) mit oder ohne operativer Entfernung (Hysterektomie
bzw. Ovarektomie) kann die **Blase** mit betroffen und in ihrer
Funktion eingeschränkt sein. Sie kann sich entzünden und
besonders beim Wasserlassen schmerzen.

Tipps:
- Trinken Sie viel, um die Blase „durchzuspülen".
- Beugen Sie Infekten vor
  - ☐ mit gesäuerten Milchprodukten wie Joghurt oder
    Quark
  - ☐ mit Bärentraubenblättertee, Preiselbeer- oder Cran-
    berrysaft
  - ☐ bei der Analreinigung (das gilt besonders für Frauen).
- Halten Sie Blase und Nieren warm.

Ein Tipp für Männer:
- Bestrahlungen der Prostata sollten Sie mit gefüllter Blase
  durchführen lassen.

Durch Operationen oder Bestrahlung von Prostata oder
Hoden, der Gebärmutter oder der Eierstöcke kann es auch
zu vorübergehenden Problemen mit dem Darm kommen
(z. B. Strahlenenteritis). Bitte lesen Sie die Hinweise und
Tipps zum Darm (⤑ Seite 112), um Ihre Beschwerden zu lindern.

Wenn im Fall von Blasenkrebs die Blase ganz entfernt werden musste (Zystektomie), gibt es verschiedene Wege, den anfallenden Urin abzuleiten – Ihr Arzt wird Ihnen die unterschiedlichen Möglichkeiten erklären. Weitere Informationen und Hilfestellung finden Sie bei der Deutschen ILCO, einer Selbsthilfeorganisation für Stomaträger und Menschen mit Darmkrebs (www.ilco.de).

Ein weiteres, sehr schwieriges Problem dabei, das für Sie und Ihren Partner oder Ihre Partnerin sehr belastend sein kann, ist Ihre Sexualität. Scheuen Sie sich nicht, mit Ihrem Arzt darüber zu sprechen und ihn um Rat zu fragen. Es gibt Hilfen, die Sie in Anspruch nehmen können. Wichtig ist auch das Gespräch mit Ihrer Partnerin oder Ihrem Partner. Gegenseitiges Verständnis und Miteinanderreden sind eine gute Voraussetzung für eine erfüllte Partnerschaft. Auch eine Therapie beim Psychologen – allein oder gemeinsam – kann Ihnen helfen, leichter damit umzugehen und Schwierigkeiten zu bewältigen und zu überwinden.

Sprechen Sie über Ihre Probleme

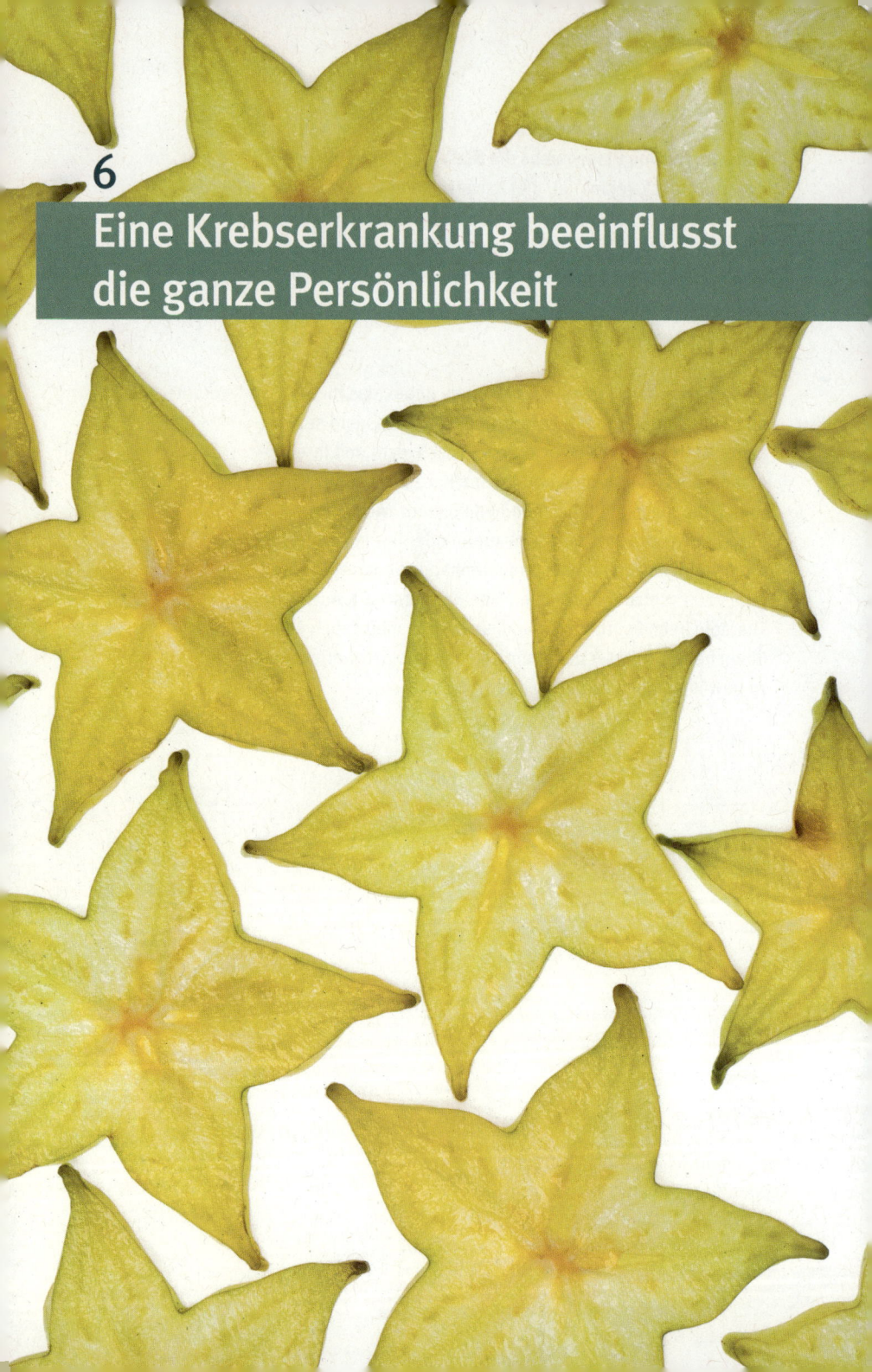

6

Eine Krebserkrankung beeinflusst die ganze Persönlichkeit

Müdigkeit und Depressionen – ein besonderes Problem für viele Krebspatienten

Erst seit jüngster Zeit nimmt sich die Medizin eines Problems an, das viele Krebspatienten belastet: die körperliche und seelische Müdigkeit. Lange Zeit blieb dieses „Fatigue-Syndrom" (Fatigue = Müdigkeit) unerkannt, weil es als Symptom nicht „messbar", also objektivierbar schien – und viele Patienten sich nicht trauten, darüber zu sprechen.

> „Das ist der große Fehler bei der Behandlung von Krankheiten, dass es Ärzte für den Körper und Ärzte für die Seele gibt, obwohl beides doch nicht getrennt werden kann."
> *Platon, ca. 427–347 v. Chr.*

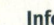

Info

Die Deutsche Krebsgesellschaft hat eine Patienten-Broschüre zum Thema Fatigue herausgegeben: „Fatigue. Wenn Müdigkeit quälend wird" (Adresse im Anhang)

Diese quälende Erschöpfung ist jedoch für viele Patienten belastender als die Krankheit und damit verbundene Schmerzen. Hinzu kommt, dass gesunde Menschen sich diese lähmende Müdigkeit nicht vorstellen können und mit Unverständnis reagieren, was wiederum den Kranken dazu veranlasst, sich zu überfordern, um den vermeintlich „normalen" Ansprüchen zu genügen.

Mit den Begriffen „Müdigkeit" oder „chronische Erschöpfung" wird dem Zustand nicht genügend Rechnung getragen. Fatigue bedeutet vielmehr „eine außerordentliche Müdigkeit, mangelnde Energiereserven oder massiv erhöhtes Ruhebedürfnis, das absolut unverhältnismäßig zu vorangegangener Aktivität ist"[14] und durch Schlaf oder Ruhepausen nicht überwunden werden kann. Dem Betroffenen ist es nahezu unmöglich, am sozialen Leben

---

[14] David Cella 1995, zit. in: www.deutsche-fatigue-gesellschaft.de: „Was ist Fatigue?"

teilzunehmen, seinen Beruf oder gar fröhliche Freizeitbeschäftigungen auszuüben.

Für diese permanente bleierne Müdigkeit gibt es zahlreiche Gründe, die sowohl körperlich als auch seelisch bedingt sein können (⋯⋯⋙ Abbildung 5):

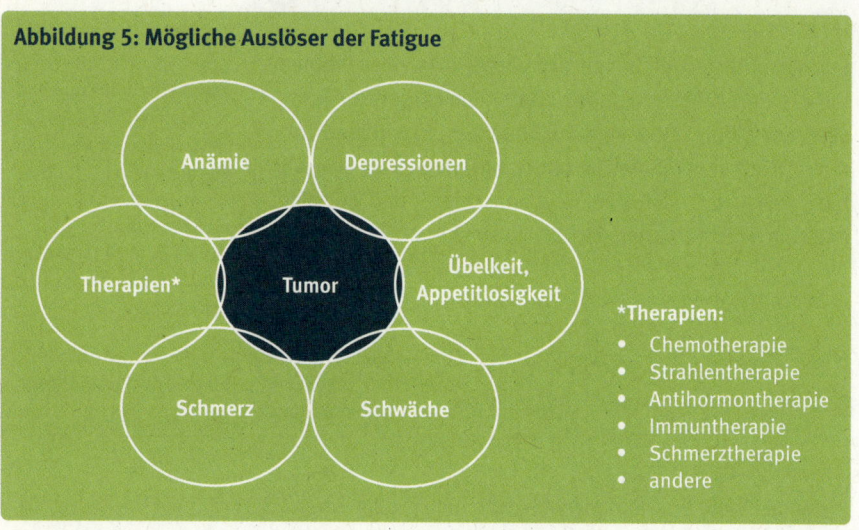

Abbildung 5: Mögliche Auslöser der Fatigue

Anämie

Depressionen

Therapien*

Tumor

Übelkeit, Appetitlosigkeit

Schmerz

Schwäche

*Therapien:
- Chemotherapie
- Strahlentherapie
- Antihormontherapie
- Immuntherapie
- Schmerztherapie
- andere

Der Tumor und sein Einfluss auf den Stoffwechsel, Operationen und intensive Therapien fordern viel Energie und können Muskelschwäche und Mangelernährung nach sich ziehen. Auch Schmerzmittel und andere Medikamente machen müde. Eine tumor- oder strahlenbedingte Anämie verstärkt diese tiefe Erschöpfung noch. Hinzu können bei einigen Menschen schwere Angstzustände, Stress, Schlafstörungen oder Depressionen kommen.

Es ist für Sie, Ihre Familie und Freunde ganz wichtig, dass Sie über diese Probleme sprechen, Ihre Bedürfnisse und Gefühle erklären – auch wenn Sie selbst manchmal nicht wissen, was mit Ihnen los ist. Nur dann können Ihre Angehörigen verstehen, wie Sie sich fühlen, und Ihnen helfen. In einem vertrauensvollen Gespräch können Sie gemeinsam Lösungen finden, die für Sie und Ihre Familie das Leben leichter machen.

Informieren Sie auch Ihren Arzt darüber. Nicht jeder Arzt spricht von sich aus seine Patienten auf das „Fatigue-Syndrom" an. Gleichwohl kennt die Medizin Möglichkeiten, Fatigue zu beheben oder zumindest zu verbessern: Eine Anämie lässt sich z. B. durch Eisen- oder Vitamin-B12-Präparate, Bluttransfusionen oder Injektionen von sogenannten Erythropoese-stimulierenden Wachstumsfaktoren, die die Bildung roter Blutkörperchen anregen, behandeln. Welche Therapie in Ihrem Fall die richtige ist, wird Ihr Arzt mit Ihnen besprechen. Sobald Ihr Körper wieder besser mit Sauerstoff versorgt ist oder andere Mängel behoben sind, werden Sie in Ihrem Alltag viel besser zurechtkommen.

Wie Sie sich selbst helfen können

- Stellen Sie nicht zu hohe Anforderungen an Ihre eigene Leistungsfähigkeit; geben Sie dem Körper Gelegenheit, notwendige „Reparaturarbeiten" in Ruhe durchzuführen.
- Planen Sie Ihren Tagesablauf, vielleicht zusammen mit Ihrer Familie.
- Geben Sie Aufgaben an andere ab:
  - ☐ Wäsche außer Haus geben
  - ☐ Hilfe im Haushalt organisieren
  - ☐ Gartenarbeit, Reparaturen
  - ☐ Einkaufen
  - ☐ Kinderbetreuung
  - ☐ Lassen Sie Freunde für sich kochen (auch auf Vorrat)
  - ☐ Behördengänge
  - ☐ Berufliche und private Verpflichtungen
- Tun Sie Dinge, die Sie schon immer gern machen wollten und die Ihnen Freude bereiten:
  - ☐ Ein schönes, anregendes Buch lesen
  - ☐ Fotos sortieren

☐   Ihrem Hobby nachgehen

☐   Neue, entspannende Tätigkeiten beginnen, z. B.
malen oder handarbeiten

■   Erledigen Sie Aufgaben im Sitzen; auch duschen können
Sie im Sitzen.

■   Nehmen Sie professionelle Hilfe an: In psychoonkologischen Beratungsstellen hilft man Ihnen, mit Ihren Ängsten und Sorgen umzugehen (Adressen im Anhang).

Gut zu wissen

Bewegung verbessert die Lebensqualität und mindert die
Symptome der Fatigue.

Auch Bewegung ist wichtig: Untersuchungen haben gezeigt,
dass körperliche Aktivität die Sauerstoffaufnahme verbessert, den Muskelabbau stoppt, die Stimmung hebt, die Symptome der Fatigue deutlich reduziert und Nebenwirkungen
der Therapien mindert.

Fazit

•   Nehmen Sie alle Möglichkeiten wahr, Ihre Lebensqualität
und Lebenszufriedenheit zu verbessern oder zu erhalten.

•   Fordern Sie dazu Hilfe von Ihrer Familie und Freunden ein.

•   Sagen Sie, wenn es Ihnen nicht gut geht. Sonst bemerkt es
niemand und niemand kann darauf reagieren.

•   Verwöhnen Sie sich selbst und nehmen Sie sich wichtig!

Krebs und Psyche – Angst und Zuversicht

Krebs ist keine Krankheit, bei der nur der Stoffwechsel einschneidend verändert wird. Auch die Psyche, das Denken und Fühlen werden durch diese Krankheit beherrscht. Der Befund „Krebs" ist ein Schock, den viele Betroffene als bedrohlich und ausweglos empfinden.

Vielleicht ist es Ihnen ähnlich ergangen und Sie fanden auf Ihre Fragen keine Antworten: Was passiert nun mit mir? Wie geht es weiter? Was kann ich tun? Bisher unbekannte Ängste treten auf und Gedanken über Leben und Tod verfolgen Sie. Es ist sehr schwer für Sie, alleine damit umzugehen, selbst wenn Sie großen Beistand von Ihren Angehörigen oder Freunden bekommen. Lassen Sie sich daher, vielleicht sogar zusammen mit Ihrer Familie, professionell von Psychoonkologen helfen und haben Sie keine Scheu, Ihre Ängste auszusprechen.

Viele Patienten sehen in der Krankheit, nachdem sie sie überwunden haben, aber auch ein Zeichen oder Signal, ihr Leben in Zukunft zu ändern oder die Schwerpunkte neu zu definieren. Ihnen wird bewusst, dass das Leben nicht nur aus Aufopferung für andere, Karriere im Beruf, Perfektionismus in Haushalt, Familienführung und Job oder Streben nach Gewinn besteht, sondern selbstbestimmt mit neuen Inhalten gestaltet werden kann. Dieses neue Zukunftsbild wird in den meisten Familien zunächst mit Verwunderung oder sogar Ablehnung registriert werden. In der Regel aber finden sich Ehepartner, Familien und Freunde neu und wachsen eng und innig zusammen. Trotz der schweren Krankheit – oder vielleicht sogar dadurch – haben sie zu guter Lebensqualität und erfüllter Gemeinsamkeit mit Verständnis füreinander gefunden.

Unterstützung für Körper und Seele – Sport und Bewegung

Immer wieder sind Sie im Verlauf dieses Ratgebers auf die Bedeutung von körperlicher Aktivität zur Verbesserung Ihrer Lebensqualität und der Therapieerfolge hingewiesen worden.

Ruhe und Entspannung sind wichtig und notwendig, damit Sie wieder zu sich kommen und Ihr Körper Zeit genug hat, sich zu regenerieren. Aber auch Bewegung und leichte sportliche Betätigung tragen ganz wesentlich dazu dabei, dass Sie sich besser fühlen, sogar während belastender Therapien.

Sie werden besser schlafen, Ihr Appetit kommt zurück, Sie werden wieder mehr Selbstvertrauen bekommen und ein positives Körpergefühl gewinnen. Durch gezielte Bewegungstherapie lässt sich die gefürchtete Kachexie (Unterernährung, --> Seite 33) nicht nur aufhalten, sondern sogar umkehren; Muskeln werden wieder aufgebaut und die Gefahr einer Wiedererkrankung (Rezidiv) sinkt deutlich.

Leichte körperliche Aktivität kann darüber hinaus sogar Teil einer Therapie sein: Untersuchungen haben gezeigt, dass die Messwerte von Tumormarkern durch Sport sinken – Zeichen für einen Therapieerfolg!

Neuere Studien konnten sogar zeigen, dass durch leichte körperliche Tätigkeiten wie Spazierengehen, Gartenarbeit oder Schwimmen das Sterberisiko bei Prostatakrebs um 30 Prozent und bei Darmkrebs sogar um 50 Prozent gesenkt werden kann. Brustkrebspatientinnen, die während einer klassischen Therapie gleichzeitig sportlich aktiv waren, hatten dadurch den gleichen Nutzen wie z. B. durch eine Antihormontherapie – aber bedeutend weniger Nebenwirkungen.

Aber auch die körperliche Belastung muss individuell angepasst sein und ist abhängig von Ihrem Allgemeinzustand, dem Krebsgeschehen und der Art der Therapie. Daher sollten Sie mit Ihrem Arzt besprechen, was und wie viel Sie sich zumuten können.

Schließen Sie sich einer Gruppe an, geleitet von einem mit Krebserkrankungen erfahrenen Sporttherapeuten, der Ihnen ein für Sie passendes Programm zusammenstellt – und darauf achtet, dass Sie sich nicht überschätzen oder übernehmen. Bewegung und Sport sollen Ihnen Spaß machen und nicht zum Zwang werden.

> Finden Sie heraus, was Ihnen guttut: Ob walken mit Freunden, allein spazieren oder wandern mit der Familie – wichtig ist, dass Sie sich nicht zu viel zumuten, Entspannung haben und vielleicht auch mal ein wenig Abwechslung einplanen.

Allgemeine Tipps für Bewegung und Entspannung

- Beginnen Sie mit regelmäßigen Spaziergängen – zunächst ist es besser, 2 bis 3 Mal am Tag ein paar Minuten zu gehen als einmal eine längere Strecke.
- Dehnen und strecken Sie sich nach dem Aufstehen.
- Machen Sie Atemübungen.
- Vielleicht mögen Sie einmal Yoga, Tai-Chi oder Qigong ausprobieren – am besten unter Anleitung in der Gruppe.
- Erkundigen Sie sich bei Selbsthilfegruppen in Ihrer Nähe (Adressen im Anhang).
- Die Sporthochschule Köln z. B. hat Programme für Sporttherapien bei Krebserkrankungen ausgearbeitet.

! Gut zu wissen

Regelmäßige Bewegung (am besten unter Anleitung)

- verbessert die Verträglichkeit der Therapien
- verbessert den Appetit
- verringert Übelkeit
- erhöht die Lebensqualität
- stärkt das Immunsystem
- regt die Blutbildung an
- beugt Infekten vor
- baut Muskelmasse auf
- verbessert Herz-Kreislauf-Funktionen
- beugt Fatigue und Stress vor

Im Anhang (⋯⟶ Seite 232) finden Sie weitere Adressen und Hinweise.

Allerdings gibt es ein paar Einschränkungen für sportliche Aktivitäten während einer Therapie. Das Tumorzentrum Erlangen (nachzulesen unter: www.tumorzentrum.uk-erlangen.de) hat eine Liste zusammengestellt, was Sie dabei beachten sollten:

Tabelle 15: Einschränkungen für Sport während der Therapie

Bei ...	... sollten Sie beachten
Chemotherapie	Kein Training an den Infusionstagen und bis 24 Stunden nach der letzten Infusion
Strahlentherapie	Stärkere sportliche Belastungen und insbesondere schweißtreibende Belastungen meiden (u. a. könnten sich die Markierungen des Bestrahlungsfeldes lösen)
Erniedrigte Leukozytenwerte (weiße Blutkörperchen)	Wegen erhöhter Infektionsgefahr Gruppentraining und Fitness-Studio meiden, kein Wassersport bei Werten unter 2.000/µl
Erniedrigte Thrombozytenwerte (Blutplättchen)	Bei Werten unter 50.000/µl besser keinen Sport wegen des erhöhten Blutungsrisikos treiben, auch nicht Radfahren! (⋯⟶ auch Seite 85)
Erniedrigte Hämoglobinwerte (roter Blutfarbstoff)	Da die Sauerstoffversorgung eingeschränkt ist, sinkt die körperliche Leistungsfähigkeit.
Operation	In den ersten Tagen nach der Operation nur Übungen nach Anweisung der Physiotherapeuten, erst nach ca. 2 Wochen wieder mit sanften Dehnungs- und Kräftigungsübungen sowie langsamem Ausdauertraining beginnen
Knochenmetastasen	Vorsicht: Es besteht eine erhöhte Gefahr für Knochenbrüche bei Belastung!
Kein Sport bei	Fieber, Infekten, Herzproblemen, Schmerzen, die beim Training zunehmen, ungünstigen Wetterbedingungen
Bewegung, aber keine sportliche Belastung	Bei Ganzkörperbestrahlung, gleichzeitiger Gabe von Chemo- und Strahlentherapie, Entzündungen der Schleimhäute und der Haut, Durchfällen mit hohem Flüssigkeitsverlust

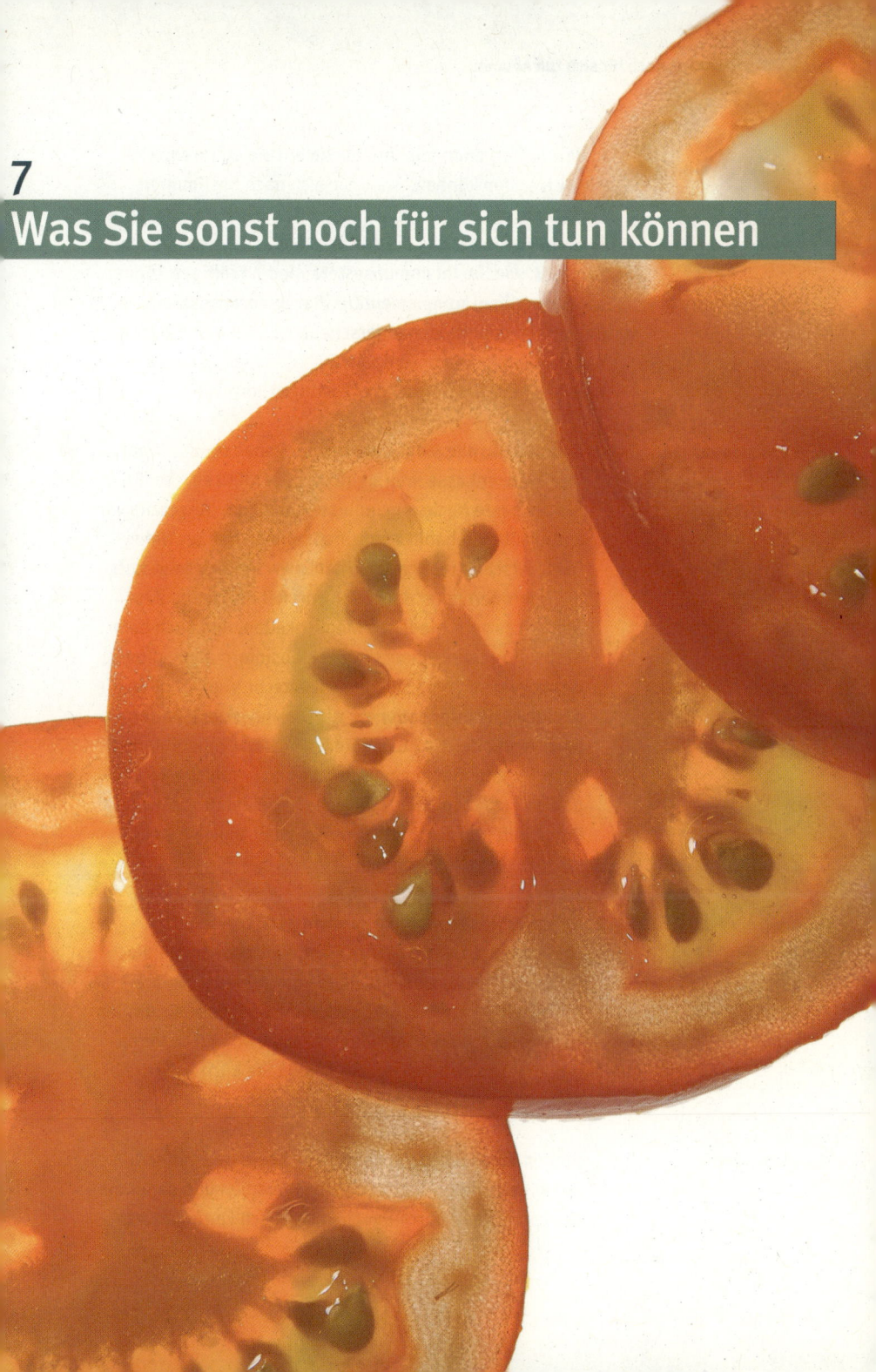

Was Sie sonst noch für sich tun können

In den vorhergehenden Kapiteln haben Sie erfahren, wie
Sie sich helfen können, wenn Sie sich nach bestimmten
Therapien unwohl fühlen. Im Folgenden werden Sie weitere
Tipps bekommen, was Sie darüber hinaus für sich tun kön-
nen, z. B. wie Sie Ihr Immunsystem wieder kräftigen können,
wie Sie seriöse, komplementäre Therapien von unlauteren
Behandlungsmethoden unterscheiden können und was von
Wundermitteln und hoch dosierten Vitaminen bei und nach
Krebs zu halten ist. Vorab drei wichtige Hinweise:

Möglichkeiten zur Rehabilitation

1. Nehmen Sie alle Möglichkeiten der Rehabilitation wahr;
   Ihre Krankenkasse informiert Sie über Kliniken, die für
   Sie die beste Nachsorge anbieten, und über Angebote von
   ambulanten Rehabilitationsmaßnahmen in Ihrer Nähe.
   Die Deutsche Krebsgesellschaft (www.krebsgesellschaft.
   de) informiert unter dem Stichwort Rehabilitation ausführlich zu verschiedenen Möglichkeiten, und auch beim
   Krebsinformationsdienst (www.krebsinformationsdienst.
   de/wegweiser/broschueren/sozialrecht.php) erhalten Sie
   ausführliche Informationen, die Sie entweder im Internet
   nachlesen oder als Broschüren, wie z. B. „Rehabilitation
   nach Tumorerkrankungen" (3/2009), „Berufliche Rehabilitation" (2/2010), „Medizinische Rehabilitation – wie Sie
   Ihnen hilft" (2/2010), „Wegweiser zu Sozialleistungen"
   (7/2010) bestellen können.

Folgeuntersuchungen und Nachsorge

2. Nehmen Sie alle Termine zu wichtigen Folgeuntersuchungen und zur Nachsorge wahr. Selbst wenn Sie die
   Arztbesuche leid sind und nicht immer wieder an Ihre
   Krankheit erinnert werden möchten, sind diese Kontrollen
   wichtig und notwendig. Wenn Sie ungewöhnliche Veränderungen an sich feststellen, sollten Sie auch außerhalb
   dieser Routinekontrollen Ihren Arzt aufsuchen.

Appell an Raucher

3. Sollten Sie rauchen, ist es jetzt die beste Gelegenheit,
   damit aufzuhören: Der Erfolg der Therapien und damit der
   Genesung kann durch Rauchen drastisch verringert wer-

den. Durch das Rauchen wird der Organismus weniger mit Sauerstoff versorgt – genau der wird aber jetzt verstärkt benötigt, damit die Therapien optimal wirken können. Zusätzlich belasten die Giftstoffe aus der Zigarette den Körper. Die Verbesserungen, die ein Rauchstopp in Ihrem Körper bewirkt, listet Tabelle 16 auf.

Tabelle 16: Gesundheitliche Verbesserungen, die nach einem Rauchstopp eintreten

Zeit	Verbesserung
a) Kurzfristige Effekte	
20 Minuten	Blutdruck sinkt auf Wert vor der letzten Zigarette Temperatur von Haut und Händen steigt auf Normalwert
8 Stunden	Das giftige Kohlenmonoxid ist abgeatmet und erreicht die gleichen Werte wie bei einem Nichtraucher Rauchgeruch verschwindet aus dem Atem
24 Stunden	Herzinfarktrisiko beginnt zu sinken
2 Tage	Der Geruchs- und Geschmackssinn verfeinern sich wieder
3 Tage	Die Atmung wird deutlich besser
3 Monate	Die Blutzirkulation hat sich verbessert Lungenkapazität (Aufnahmefähigkeit für Atemluft) ist um 30 % erhöht
9 Monate	Weniger Infektionen Raucherhusten und Kurzatmigkeit verschwinden Die Leistungsfähigkeit steigt an Die Lungenfunktion kann sich bis zu 10 % verbessern
b) Langfristige Effekte	
1 Jahr	Das Risiko für eine koronare Herzerkrankung ist nur noch halb so hoch wie bei einem Raucher. Die Zahnfleischentzündungen sind weitgehend abgeheilt.
2 Jahre	Das Risiko für kardiovaskuläre Erkrankungen sinkt auf das Niveau von Nichtrauchern.
5 Jahre	Das Schlaganfallrisiko beginnt auf das Niveau eines Nichtrauchers zu sinken. Das Herzinfarktrisiko hat sich halbiert.
10 Jahre	Das Risiko, an einem Lungenkrebs zu sterben, ist noch halb so groß wie bei einem Raucher. Das Risiko für Mundhöhlenkrebs, Kehlkopfkrebs, Speiseröhrenkrebs, Blasenkrebs, Gebärmutterhalskrebs und Bauchspeicheldrüsenkrebs ist wesentlich gesenkt.
15 Jahre	Das Herzinfarkt- und das Schlaganfallrisiko sind auf das Niveau eines Nicht-rauchers gesunken.
20 Jahre	Das Lungenkrebsrisiko ist vermutlich gleich groß wie bei Nichtrauchern.

Stärken Sie Ihr Immunsystem

Das Immunsystem ist sozusagen die körpereigene Polizei und gleichzeitig das Reinigungsunternehmen, das uns gegen Fremdstoffe, schädliche Organismen wie z. B. Bakterien, Viren, kranke Körperzellen oder Parasiten schützt: ein hoch spezialisierter Abwehrmechanismus, der artfremde, schädliche Organismen erkennt, Barrikaden baut und eine Armee von Zellen mit chemischen Waffen zu unserer Verteidigung blitzschnell organisiert und auf den Weg schickt. Bestimmte Immunzellen können andersartige Strukturen an der Oberfläche von fremden oder kranken Zellen erkennen; auch Tumorzellen bilden diese Veränderungen, die Mediziner als „Tumorassoziierte Antigene" bezeichnen. Diese werden im Labor bestimmt und geben als „Tumormarker" Ihrem Arzt und Ihnen Informationen über den Erfolg der Therapien. Viele Forscher vermuten sogar, dass Tumorzellen anhand dieser spezifischen Antigene vom Immunsystem identifiziert und unschädlich gemacht werden können.

Man spricht zwar von dem Immunsystem als einem Organ, tatsächlich besteht dieser wichtige Abwehrmechanismus aus ganz unterschiedlichen Strukturen und ist über den ganzen Körper verteilt.

Lymphknoten sind überall im Körper verteilt, z. B. in den Mandeln, den Achselhöhlen und den Leisten, und ganz besonders viele befinden sich als „Peyersche Plaques" in der Darmschleimhaut (⇢ Hintergrundinformation, Seite 142). Sie sind sozusagen die Filterstationen des Immunsystems, die die Lymphflüssigkeit von Krank-

> **Das Immunsystem**
>
> - Haut, Schleimhäute, Tränen- oder Scheidenflüssigkeit usw. bilden mechanische Barrieren.
> - Spezifische Abwehrzellen, wie Granulozyten, Leukozyten, Lymphozyten, Makrophagen (Fresszellen) oder natürliche Killerzellen erkennen und vernichten krankmachende Bakterien und andere körperfremde Zellen.
> - Gegen bestimmte Bakterien oder Viren sind spezielle Antikörper, sogenannte „Plasmaproteine", gerichtet.

heitserregern und anderen „Abfallstoffen" reinigen. Hier in den Lymphknoten werden außerdem spezifische Antikörper aktiviert und die Lymphozyten warten auf ihren Einsatz.

Die Milz ist ebenfalls eine Art Kläranlage. Hier werden Makrophagen aus Monozyten gebildet und Thrombozyten und Lymphozyten lauern auf ihre Feinde.

Miteinander verbunden ist das ganze System durch die Lymphbahnen (⸱⸱⸱→ Seite 142), die sich neben den Blutbahnen durch den Körper ziehen und von jedem Organ oder Körperabschnitt den „Abfall" sammeln und zu den Lymphknoten transportieren.

 Die Rolle des Darms – Darmflora und Immunsystem

Die größte Kontaktfläche zwischen „Außen" (der Umwelt) und „Innen" (dem Körper) besitzt der Magen-Darm-Trakt, der aufgrund seiner Größe die meisten Attacken abwehren muss. Folgerichtig konzentrieren sich hier etwa 70 Prozent des Immunsystems:

Die Darmwand wirkt wie eine mechanische Barriere gegen Bakterien und Toxine, die dadurch nicht in unseren Körper eindringen können. Gleichzeitig geben die Zellen der Darmwand die Information, wie sie diese Eindringlinge bekämpft haben, an andere Zellen des Immunsystems im Innern des Körpers weiter, so dass diese bei einem erneuten Kontakt sofort richtig reagieren können.

Der Dickdarm ist darüber hinaus Wohnstatt für die Darmflora; es sind über 10^{14} Bakterien (das ist ungefähr so viel wie unser Körper an Zellen besitzt!) mit ca. 400–500 unterschiedlichen Stämmen, die zusammen etwa 1,5 kg wiegen.

Diese Darmbakterien verstoffwechseln die Nahrungsbestandteile, die unser Organismus nicht verdauen kann, z. B. die Ballaststoffe. Dabei entstehen bestimmte Fettsäuren, die ihrerseits den Zellen der Darmwand als Nahrung dienen und der „gesunden Darmflora" ein ideales Lebensumfeld schaffen. Diese verdrängt krankmachende Bakterien wie z. B. Salmonellen und verhindert deren Eindringen in den Körper, indem sie Lücken und Spalten zwischen den Darmzellen besetzt („Barrierefunktion"). Auch Gifte, die von krankmachenden Keimen gebildet werden, zerstören unsere „Untermieter".

Alle Zellen und Strukturen des Immunsystems können durch aggressive und zehrende Therapien gelitten haben, während gleichzeitig die körpereigene Abwehr „mit Volldampf" arbeiten musste. Ganz besonders die Darmflora und -schleimhaut reagieren auf Chemotherapien, Bestrahlungen oder Antibiotika empfindlich – ein Zeichen dafür sind z. B. schwere Durchfälle, unter denen Sie während der Therapie vielleicht leiden mussten. Auch eine länger andauernde, ausschließlich parenterale Ernährung kann die Darmflora und -wand schädigen. Um dies zu verhindern, bekommt man selbst nach schweren operativen Eingriffen im Magen-Darm-Trakt sehr schnell wieder „normales" Essen.

So können Sie Ihre Darmflora wieder aufbauen und Ihr Immunsystem stärken
- Essen Sie ballaststoffreich, aber beginnen Sie vorsichtig (⋯⟩ Seite 64), z. B. mit Haferflocken, geschrotetem Leinsamen oder Erdmandelflocken.
- Essen Sie abwechslungsreich – die „Nahrungsbestandteile mit besonderer Wirkung" (⋯⟩ Seite 33) helfen auch dem Immunsystem.
- Essen Sie Lebensmittel mit Milchsäurebakterien, wie Lactobazillen oder Bifidobakterien (Probiotika) (⋯⟩ Seite 66). Vorsicht: Wenn Ihr Immunsystem sehr geschwächt ist, sollten Sie die Einnahme von probiotischen Arzneimitteln immer mit Ihrem Arzt besprechen, auch wenn die Präparate frei verkäuflich sind.
- Treiben Sie Sport – bewegen Sie sich.
- Entspannen Sie sich.

Was Darm und Darmflora gar nicht mögen
- sehr hoch erhitzte Fette
- scharf gebratene Speisen, besonders stark durchgebratenes rotes Fleisch
- Alkohol
- Bewegungsarmut

Alternative oder komplementäre (adjuvante) Methoden

Gerade Tumorpatienten und ihre Angehörigen suchen nach Alternativen zu den schulmedizinischen Therapien, die oft mit unangenehmen und schweren Nebenwirkungen verbunden sind. Es sind Verzweiflung und Angst, die viele Patienten und ihre Angehörigen „andere Medizin" bis hin zu Esoterik suchen lassen, und nicht zuletzt der verzweifelte Wunsch, selbst die Therapie beeinflussen zu können. Auf der einen Seite möchten die Patienten eine Unterstützung der Therapie, eine Verbesserung der Prognose und der Lebensqualität, auf der anderen Seite aber auch Zuspruch und Geborgenheit. Die moderne Medizin ist aber inzwischen so komplex geworden, dass die komplizierten Zusammenhänge zwischen Krankheit und Therapie dem Laien, also dem Patienten, nur schwer verständlich sind. Hinzu kommt die knappe Zeit des behandelnden Arztes, die keine Möglichkeit für ein ausführliches Gespräch lässt – und so fühlen sich die Betroffenen alleingelassen und suchen selbst nach Möglichkeiten, ihre Krankheit zu verstehen – und möglichst zu heilen. Die Medizin, so große Fortschritte sie auch macht, leidet „unter ihrer eigenen Sprachlosigkeit. Die Kommunikation mit dem Erkrankten ist mehr schmückendes Beiwerk, denn integraler Bestandteil der Therapie", beschreibt der Radiologe Dr. Mücke die Situation. Im Rahmen einer Befragung von 1.013 Krebspatienten gaben immerhin 59 Prozent (Brustkrebspatientinnen 91 Prozent) an, dass sie sich mindestens einer komplementären Behandlung in den vergangenen vier Wochen unterzogen haben.[15]

[15] Mücke, R. et al.: „Überblick über ausgewählte empfohlene und nicht empfohlene komplementäre Verfahren während der Strahlentherapie von Tumoren – Eine Standortbestimmung im Jahr 2011", Journalonko, 2011

Ein kleiner Wegweiser durch die verschiedenen Begriffe

Alternative Medizin

Wenn der Begriff auch streng genommen für entweder-oder steht, gibt es in der Medizin keine genaue Definition. Im allgemeinen Sprachgebrauch, besonders in der Onkologie, beinhaltet „alternative Therapie" sowohl Naturheilkunde, Erfahrungsheilkunde, Homöopathie, chinesische oder ayurvedische Verfahren, antroposophische oder esoterische Heilkunde bis hin zu gefährlichen Außenseitermethoden.

Für viele dieser Therapien fehlt ein wissenschaftlicher Wirkungsnachweis, noch gibt es in der Regel Hinweise auf Nebenwirkungen, Unverträglichkeiten oder Kontraindikationen (weitere Informationen: www.krebsinformationsdienst.de/ wegweiser/iblatt/iblatt-alternative-krebsmedizin.pdf) und im Anhang.

Komplementäre (adjuvante) Therapien

Dies sind ergänzende, unterstützende Maßnahmen zur Standardtherapie, die zunehmend mehr in kontrollierten klinischen Studien erforscht werden. Zu den etablierten adjuvanten Methoden gehören zum Beispiel Psychoonkologie, Bewegungs- und Ernährungstherapie, aber auch andere begleitende Maßnahmen, wie Enzym- oder Misteltherapie. Sie alle haben das Ziel, Nebenwirkungen der Standardtherapie zu reduzieren oder zu verhindern und die Lebensqualität zu verbessern.

Integrative Medizin

Der Begriff bedeutet das Zusammenwirken von komplementären und schulmedizinischen Methoden.

„Alternative" Krebstherapien

Die meisten „alternativen Therapien" nutzen die Ängste und das Suchen nach dem richtigen Weg schamlos aus und versprechen den Patienten spektakuläre Heilungserfolge. Sie berufen sich auf „Erfahrungsberichte" dankbarer Patienten mit angeblich sensationeller Gesundung ohne „Chemie, Stahl oder Strahl" und lehnen konventionelle, also schulmedizinische Methoden als „nicht natürlich" ab. Die verschiedenen „alternativen Therapien" könnten unterschiedlicher nicht sein – von Amygdalin über Galavit bis Haifischknorpel usw. Trotzdem behauptet jede für sich, die einzig richtige zu sein – ohne jemals Studien nachweisen oder die Behauptungen belegen zu können!

Ein abschreckendes Beispiel von vielen ist die unsinnige Therapie mit Galavit, einem Mittel aus der russischen Raumfahrt, das das Wachstum des Tumors und die Neubildung von Metastasen verhindern sollte. Für Tausende von Euros wurde diese Therapie auch in Deutschland angeboten – und von vielen Patienten vertrauensvoll angenommen: 20 Ampullen kosteten in Russland rund 400 €, den Patienten wurde in Deutschland für die gleiche Anzahl 16.800 € in Rechnung gestellt – hinzu kam der Krankenhausaufenthalt in einer bestimmten Klinik, der dringend empfohlen wurde. Diese angeblich so erfolgreiche Krebstherapie war nichts als üble Abzocke, aber in ihrer Verzweiflung haben nicht wenige Patienten den Aussagen vertraut und viel, viel Geld investiert – für nichts! In Deutschland ist diese Behandlung inzwischen verboten und die Therapeuten mussten sich vor Gericht verantworten.

Negativbeispiel Galavit

In einem Interview mit dem „Stern" im August 2008 sagt Dr. Ulrich Paschen[16] dazu: „regelrecht unethisch und im übrigen illegal sind Aussagen, dass wirkungslose Mittelchen Schutz vor Krebs oder gar Heilungschancen bieten", und fordert, „vor solchen Versprechen müssen Verbraucher und Patienten geschützt werden". Professor Beuth[17], Köln, warnt ausdrücklich vor diesen „Außenseitermethoden", da sie für Betroffene sogar lebensgefährlich sein können.

Seien Sie äußerst kritisch bei

- unlauteren Heilsversprechungen, wie etwa nur diese Methode sei die richtige
- Warnungen vor der Schulmedizin, „Chemie, Stahl und Strahl"

[16] Dr. Ulrich Paschen, IQ Institut für Qualität-Systeme in Medizin und Wissenschaft, Hamburg
[17] Prof. Dr. med. Josef Beuth, Institut zur Evaluation naturheilkundlicher Verfahren, Universität zu Köln

- Informationen aus Büchern, Broschüren oder Internet mit Berichten über Wunderheilungen und Erfahrungsberich-ten von „geheilten" Patienten
- Erfahrungsberichte über „Spontanheilung" durch be-stimmte Substanzen, „natürliche" Präparate oder „Sub-stanzen aus der Natur" aus unbekannten oder undurch-schaubaren Quellen

Komplementäre (adjuvante) Methoden

Auch die Seele braucht Unterstützung

Aber es gibt natürlich nicht nur schwarze Schafe, sondern sehr hilfreiche und wirksame komplementäre, also ergän-zende Methoden. Diese komplementäre Medizin betrachtet den Menschen als ein Ganzes aus Körper und Psyche, als Wesen, das gleichzeitig körperlichen Schmerz und Angst empfindet, dessen Seele in einem kranken Körper leben und das sein Lebensumfeld mit den Beschwerden in Ein-klang bringen muss. Für viele Patienten bedeutet sie eine Möglichkeit, selbst etwas für sich zu tun und nicht nur passiv verschiedene Therapien über sich ergehen zu lassen. Sie wollen selbst eingreifen und versuchen, alle Chancen zu nutzen.

Adjuvante oder komplementäre Medizin versteht sich selbst als Teil der wissenschaftlichen Medizin und kombiniert konventionelle, also schulmedizinische Therapien mit ergän-zenden Verfahren, um z. B. Nebenwirkungen zu verringern, die Selbstheilungskräfte zu fördern und die Lebensqualität zu verbessern. Aufgrund ihrer Forschungsergebnisse erfährt die komplementäre Medizin inzwischen auch umgekehrt von der „Schulmedizin" mehr und mehr wissenschaftliche Anerkennung.

Zu den komplementärmedizinischen Behandlungen gehören eine Reihe von nichtmedikamentösen Therapien, z. B. Ernäh-rungs- und Bewegungstherapie, Psychoonkologie, die alle inzwischen auch in der konventionellen Schulmedizin Akzeptanz und Anwendung finden, sowie Entspannungsübungen wie Meditation, Yoga, Tai-Chi oder autogenes Training.

Weiterhin werden auch Medikamente unterstützend eingesetzt, wie z. B. die Therapie mit Mistelextrakten. Wenn diese auch immer noch etwas kritisch bewertet wird, befürworten mehr und mehr auch nicht ausschließlich naturheilkundlich ausgerichtete Ärzte die Misteltherapie, z. B. als Begleittherapie zur Linderung von Nebenwirkungen und Verbesserung des Therapieerfolges und der Lebensqualität – niemals jedoch als eine Alternative zu einer Chemo- oder Strahlentherapie. Die Therapie mit standardisiertem Mistellektin, zu der es zahlreiche Studien gibt, wird bereits unter bestimmten Bedingungen von den Krankenkassen bezahlt.

Einsatz von Medikamenten

Zu weiteren komplementärmedizinischen Therapien gehören z. B. Enzym- und Selentherapie sowie Vitamine und Mineralien zur Behandlung bei erhöhtem Bedarf, unzureichender Nahrungsaufnahme oder nachgewiesenen Mangelerscheinungen.

„Für die Wahl der ergänzenden Therapie sind allein die Beschwerden des Patienten und nicht die kategorische Bevorzugung einer Therapiemethode oder einzelner Präparate ausschlaggebend"[18], und sie sollten speziell und individuell auf die jeweilige schulmedizinische Krebsbehandlung abgestimmt werden. Genau hier liegt die Chance, schulmedizinische Therapien und adjuvante Medizin miteinander zu kombinieren, damit Sie als Patient besser oder leichter durch die für Sie schwere Zeit kommen.

Die zunehmende Bedeutung der Komplementärmedizin zeigt sich auch an der wachsenden Zahl von Lehrstühlen für integrative oder Komplementärmedizin. Seit Kurzem sind sogar verschiedene Methoden der „integrativen Onkologie" Teil der Behandlungsleitlinien für Brustkrebs.

[18] Dr. med. A. Eustachi, 19.5.2010, 2. Pflegeonkologische Fachtagung Klinikum Fürth

Wenn Sie das Gefühl und den Wunsch haben, die Komplementärmedizin könne Ihnen bei der Bewältigung Ihrer Krankheit helfen, machen Sie sich am besten zunächst Ihre ganz eigenen Wünsche und Erwartungen an diese Therapien deutlich, wie z. B.

- Verbesserung Ihrer Lebensqualität
- Linderung von Schmerzen
- Verminderung von Nebenwirkungen
- Verbesserung des Genesungs- und Heilungsprozesses
- Intensivierung der Wirkung Ihrer Therapien
- Kräftigung Ihres Organismus
- Vorbeugung und Schutz vor einem Rückfall
- Entspannung – Zuwendung – Verständnis

Wo Sie sich informieren können

Um geeignete Therapeuten zu finden, bedarf es einer kompetenten Beratung. Informieren Sie sich bei erfahrenen Ärzten, die idealerweise sowohl die Schul- als auch die Komplementärmedizin kennen, oder finden Sie Hilfe zum Beispiel

- beim Zentralverband der Ärzte für Naturheilverfahren (ZÄN, www.zaen.org),
- bei der Gesellschaft für biologische Krebsabwehr (www.biokrebs.de) oder
- dem Verband der naturheilkundlich und umweltmedizinisch orientierten Ärzte (NATUM, www.natum.de), die Ihnen auch Listen von Ärzten in Ihrer Gegend vermitteln können.
- Beim Institut zur wissenschaftlichen Evaluation naturheilkundlicher Verfahren (www.medizin.uni-koeln.de/institute/iwenv/index_folge.htm) erhalten Sie eine Broschüre, die verschiedene Naturheilverfahren kritisch beleuchtet.
- Esowatch (www.esowatch.com/ge/index.php?title=Unkonventionelle_Krebstherapien) hat eine Liste von unkonventionellen Krebstherapien zusammengestellt und kritisch beleuchtet.

■ In einem erst kürzlich erschienenen Buch: „Gemeinsam
gegen Krebs. Naturheilkunde und Onkologie – Zwei Ärzte
für eine menschliche Medizin", informieren die Autoren
Gustav Dobos und Sherko Kümmel über die Möglichkeiten, wie Schulmedizin und Komplementärmedizin
gemeinsam eingesetzt werden können.

■ Am Klinikum der Goethe-Universität in Frankfurt/Main
wird ein Onkologisches Spitzenzentrum für den Bereich
Komplementäre Onkologie ausgebaut (UCT = Universitäres Centrum für Tumorerkrankungen, www.kgu.de).
Hier arbeiten alle Krebsspezialisten eng zusammen. Für
Ärzte und auch Patienten steht eine Beratungsstelle zur
Verfügung, in der sie sich über neue Therapien und natürliche, ergänzende Behandlungsmethoden informieren
können.

Auch zahlreiche Kliniken kombinieren heute bereits komplementäre und schulmedizinische Verfahren miteinander –
diese und weitere Adressen finden Sie im Anhang ⇢ Seite 232.

Es soll aber an dieser Stelle auch darauf hingewiesen werden, dass die Schulmedizin ebenfalls „Supportivmaßnah-
men" einsetzt; das sind höchst wirksame, unterstützende
oder begleitende medikamentöse Therapien, die unangenehme und belastende Nebenwirkungen, wie z. B. Übelkeit
oder Schmerzen, verhindern und damit die Lebensqualität
während einer Tumorbehandlung verbessern.

Nahrungsergänzungsmittel und „Wundermittel gegen Krebs" – halten sie, was sie versprechen?

Alle Dinge sind Gift und nichts ist ohne Gift; allein die Dosis macht, dass ein Ding kein Gift ist

Paracelsus (Theophrastus Bombastus von Hohenheim, 1493–1541)

In die Kategorie der unlauteren Versprechen gehören auch zahlreiche Nahrungsergänzungsmittel, die manches Mal geradezu aggressiv als Heilsbringer beworben werden. Glaubt man dieser Werbung, könnten wir weder in gesunden noch in kranken Tagen ohne den Zusatz von Nahrungsergänzungsmitteln leben.

„Nahrungsergänzungsmittel" gehören zu den Lebensmitteln und sind daher keine Arzneimittel. Sie sind definiert als „Produkte, die aus Nährstoffen oder sonstigen Stoffen mit ernährungsspezifischer oder physiologischer Wirkung in konzentrierter Form bestehen. Das können Vitamine, Mineralstoffe und Spurenelemente, Aminosäuren, aber auch Ballaststoffe, Pflanzen oder Kräuterextrakte sein."[19]

Anders als bei Arzneimitteln müssen die Hersteller weder einen Nachweis über die Wirksamkeit noch über die Unbedenklichkeit und Sicherheit führen und dürfen per Gesetz keine Aussagen zur Heilung oder Linderung von Krankheiten machen. Viele Hersteller entziehen sich diesen europäischen Gesetzen, indem sie über das Internet oder per Versandhandel aus dem Nicht-EU-Ausland agieren und trotz Verbot z. B. mit einer gesundmachenden oder immunstimulierenden Wirkung ihrer Produkte werben. Leider ist diese unerlaubte Irreführung für Laien oder hilfesuchende Patienten oft nur schwer zu erkennen. Begriffe wie „natürliche Pflanzenextrakte" suggerieren darüber hinaus, dass diese Produkte

[19] www.bfr.bund.de/de/gesundheitliche_bewertung_von_
nahrungsergaenzungsmitteln-945.html

unbedenklich genommen werden können. Dabei ist „natürlich" für viele Menschen gleichbedeutend mit „sicher". Tatsächlich gibt es für **keine** dieser Substanzen eine Risikobewertung noch Kenntnis über die Dosis-Wirkungsbeziehung. Weitere Informationen und Hilfe dazu können Sie unter www.vz-nrw.de/nem bekommen.

Sogenannte Kräuter-„Medizin" gilt als sanft und frei von Nebenwirkungen; kennen wir doch die entspannende Wirkung von Baldrian oder Kümmel als Mittel gegen Blähungen. Wo es aber eine Wirkung gibt, gibt es auch eine **Neben**-Wirkung, ganz besonders dann, wenn Nahrungsergänzungsmittel Pflanzen**konzentrate** in Pillen, Pflanzenextrakten, getrocknet oder sogar in Kombination mit anderen Kräutern enthalten. Wenn schon kleinste Mengen, wie z. B. Küchenkräuter, physiologische Wirkung haben, wie erst verstärkt sich dann der Effekt in hohen Konzentrationen – oder, schlimmer noch, kehrt sich ins Gegenteil!

Die Liste bestimmter Lebensmittel oder Extrakte daraus und der Beteuerungen, dass diese den Krebs zerstören können, ließe sich beliebig verlängern: ob es die „Wunderheilung" durch Papayablätter, Noni, Aprikosenkerne, grünen Hafertee und Miracle Mineral Supplement (MMS) ist oder eine Therapie mit „Vitamin B17" (Laetrile), Megamin, Ukrain, Galavit bis hin zu Megadosen von Vitaminen und Mineralien.

Viele Krebspatienten vertrauen in ihrer Angst diesen Aussagen und Versicherungen, weil die eigentlich unhaltbaren Versprechungen für sie Hoffnung und Ausweg aus ihrer erdrückenden Situation bedeuten.

Angst und Hoffnung werden missbraucht

Es ist nicht auszuschließen, dass einige dieser angeblich „harmlosen" und gleichzeitig „hochwirksamen" Nahrungsergänzungs- oder Stärkungsmittel nicht nur unwirksam sind, sondern sogar ganz unerwünschte oder sogar schädliche Nebenwirkungen haben können oder z. B. die Aufnahme von

Medikamenten in den Körper oder die Wirkung der Chemo- oder Radiotherapie und anderer Arzneimittel verringern oder verstärken. Selbst z. B. Johanniskraut, das eigentlich verlässliche und bewährte Mittel gegen leichte Depressionen, kann die Wirkungsweise von bestimmten Chemotherapeutika negativ beeinflussen. Als anderes Beispiel sei grüner Tee genannt: Bei Vorstufen eines Prostatakarzinoms kann grüner Tee die Entwicklung zu Krebs verhindern, beim fortgeschrittenen Prostatakarzinom dagegen treten durch den Tee schwere, unerwünschte Wirkungen auf. Darüber hinaus hemmt grüner Tee die Wirkung von Sunitinib, einem Therapeutikum aus der Gruppe der Kinaseinhibitoren.

> **! Wichtig**
>
> Nahrungsergänzungsmittel, gleich welcher Art, können Ihnen Schaden zufügen oder die Wirkung notwendiger Medikamente reduzieren!

Das oben bereits erwähnte UCT (UCT = Universitäres Centrum für Tumorerkrankungen, www.uct-frankfurt.de) hat sich auch zum Ziel gesetzt, den Nutzen bzw. Schaden pflanzlicher Wirkstoffe zu untersuchen und zu bestimmen. Dort bekommen Sie dazu weitere Informationen. Einen Überblick über problematische Ergänzungsmittel erhalten Sie auch unter www.bfr.bund.de/cd/945.

Seien Sie also wachsam und kritisch: Nehmen Sie keine Nahrungsergänzungsmittel oder Pflanzenkonzentrate in Eigenmedikation, auch wenn sie als „natürlich", „immunstimulierend" oder sogar „Krebs hemmend" angeboten werden. Denken Sie daran, dass keine dieser Aussagen wissenschaftlich bewiesen werden muss, und mögliche und unerwünschte Neben- oder Wechselwirkungen werden überhaupt nicht erwähnt. Selbst sogenannte Erfahrungsberichte von zufriedenen Kunden oder geheilten Patienten sind nicht nachzuprüfen.

Seien Sie genauso kritisch wie bei den „alternativen Therapien" (⋯→ Seite 202). Bestenfalls sind diese „Wundermittel gegen Krebs" wirkungslos; im schlimmsten Fall richten sie Schaden an, in jedem Fall belasten sie Ihr Portemonnaie!

Wenn die meisten Patienten auch nicht leichtgläubig sind und unlauteren Versprechungen angeblicher Wundermittel Glauben schenken, so sind doch viele bei der Einnahme von Vitaminen eher unkritisch und wollen ihrem Körper nach dem Motto „viel hilft viel" Gutes tun. Vitamine und Mineralien sind schließlich „natürlich" und werden überall als die „kleinen Gesundmacher mit großer Wirkung" beworben: gegen Krebs, gegen Demenz, gegen das Älterwerden ... Dass aber der Körper nur kleinste Mengen benötigt und die Konzentrationen der einzelnen Vitamine genau aufeinander abgestimmt sein müssen, verschweigen Reklame und unverantwortliche „Heiler".

Die Überdosierung von Vitaminen kann sogar fatale Folgen haben, wie zahlreiche Studien gezeigt haben (Finnlandstudie, CARET-Studie, VITAL-Studie, Studien der Cochrane Collaboration). Einen Überblick über Bedarf an Vitaminen einerseits und die Gefahren von Überdosierung andererseits hat die schweizerische Krebsliga zusammengestellt (assets. krebsliga.ch/downloads/05_05_vitamine_d.pdf).

Überdosierung von Vitaminen

Natürlich gibt es aber auch Situationen, bei denen Vitamin- und Mineralstoff-Supplemente unerlässlich sind, wenn z. B. eine ausreichende Resorption nicht gewährleistet ist, Sie lange appetitlos waren, nichts essen mochten oder unter Erbrechen und Durchfällen gelitten haben sowie nach einer Chemo- oder Strahlentherapie. Dann kann eine Unterversorgung oder sogar ein Mangel an Vitaminen und Mineralien bestehen und eine gezielte Ergänzung mit Vitaminen oder Mineralstoffen ist nötig und sinnvoll.

■ Lassen Sie sich gründlich beraten. Fragen Sie Ihren Arzt oder Ihre Ernährungstherapeuten.

■ Wenn es überhaupt nötig ist, nehmen Sie nicht wahllos verschiedene Vitaminpräparate. Es gibt sehr gut zusammengestellte „Multi-Präparate", deren Konzentrationen im physiologischen Bereich liegen und in denen die

Einzelsubstanzen ideal aufeinander abgestimmt sind. Sie mögen etwas teurer sein als Einzelpräparate, dafür brauchen Sie aber auch nur eines.

- Nehmen Sie unter keinen Umständen Vitamine, besonders Antioxidantien, während der Chemotherapie oder Bestrahlung (außer Ihr Arzt hat es ausdrücklich empfohlen). Besonders die Antioxidantien können die Wirkung der Therapie, insbesondere der Strahlentherapie, reduzieren!

Wie immer gibt es eine Ausnahme: Selen kann die Wirksamkeit einiger Chemotherapien verbessern (z. B. 5-FU und Oxaliplatin) und Nebenwirkungen verringern (100–300 µg/Tag). Aber auch hier gilt: Probieren Sie es nicht auf eigene Faust, fragen Sie vorher Ihren Arzt!

Die Klinik für Tumorbiologie, Freiburg, nennt als Orientierungshilfe für die Zeit nach einer Therapie folgende Nährstoffdosierungen (aber auch hier gilt: wenn der Arzt nicht anders entscheidet):

Tabelle 17: Beispiele für Nährstoff-Dosierungen nach einer Therapie

Vitamin	Empfohlene Dosis	Tolerierbare Obergrenze (Nichtraucher)
Vitamin C	200 mg	1.000 mg
Vitamin E	36 mg	200–800 mg
Betacarotin	4–6 mg	10 mg
Selen (auf Hefebasis)	60–100 µg	200–400 µg

! Wichtig

Vitamine und Mineralien können Sie durch Ihre normale Ernährung **nicht** überdosieren.

Während der Strahlentherapie sollten Sie allerdings Zitrusfrüchte und andere Obstsorten, die viel Vitamin C enthalten, nicht im Übermaß verzehren. Bitte verzichten Sie währenddessen auch auf „functional food", also Lebensmittel, die mit Vitaminen oder sekundären Pflanzstoffen angereichert sind.

Alle Ihre Therapeuten, ganz besonders, wenn sie nicht einem
Team angehören, sollten genau wissen, was für Therapien
Sie bekommen und welche Medikamente und Nahrungsergänzungsmittel Sie einnehmen, damit alle Maßnahmen
optimal aufeinander abgestimmt sind.

Deshalb stellen Sie am besten eine Liste zusammen, auf
der Sie **alle** Medikamente und Nahrungsergänzungsmittel
verzeichnen, die Sie einnehmen, und alle Therapien, denen
Sie sich unterziehen müssen (z. B. Chemotherapie mit Namen
und Dosierung, aber auch Lymphdrainage usw.) (⟶ Anhang,
Seite 217f.).

Leider müssen Sie, wenn Sie sich für komplementäre Zusatz-
behandlungen entscheiden oder ärztlich empfohlene Ergänzungsmittel wie Selen oder Phytotherapeutika verwenden
möchten, diese aus dem eigenen Portemonnaie bezahlen,
nur in seltenen Ausnahmefällen erstattet Ihre Krankenkasse
diese Therapien.

Einmal abgesehen von gesundheitlichen Risiken sollten Sie
schon allein deshalb genau abwägen, welche Therapie für
Sie die richtige ist, ob „Abzocke" dahintersteht oder eine
seriöse Behandlung.

> **!**
>
> Eine kostenlose, sehr erfolgreiche Therapie,
> die Sie aber immer und überall anwenden
> können, wollen wir Ihnen zum hoffentlich
> guten Schluss empfehlen:
>
> Reden, lachen, essen, spielen, tanzen,
> singen, kegeln, wandern ... gemeinsam mit
> der Familie, mit Freunden, Nachbarn, den
> Mitgliedern Ihrer Selbsthilfegruppe oder
> Ihres Vereins.

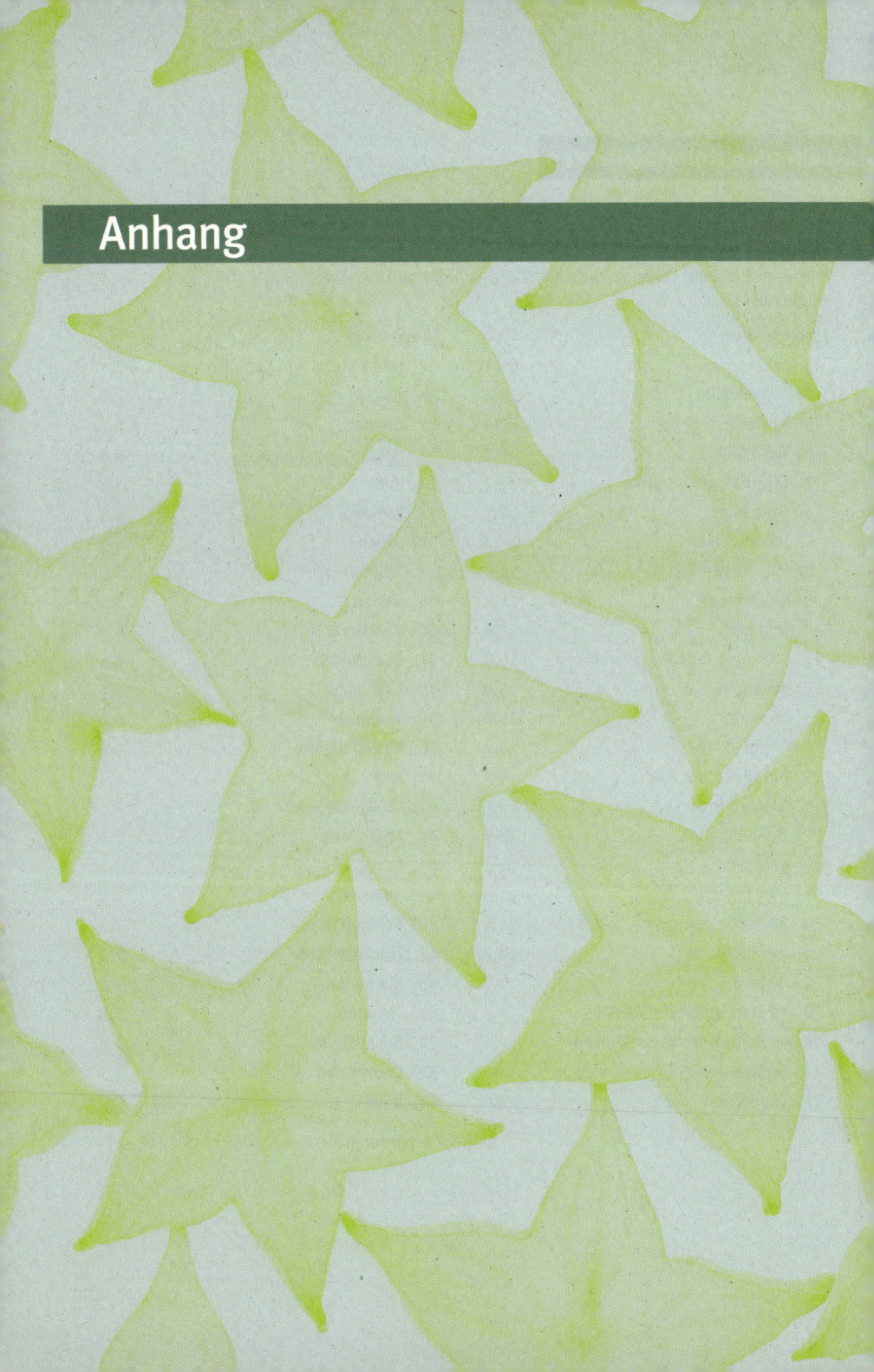

Anhang

Lebensmittelintoleranzen

Häufigkeit von Lebensmittelintoleranzen[*]

Die Übersicht zeigt Lebensmittel, die häufig nicht gut vertragen werden; sie stellt keine Verbotsliste dar.

Intoleranzen	%	Intoleranzen	%
1. Hülsenfrüchte	30,1	27. rohes Stein- und Kernobst	7,3
2. Gurkensalat	28,6	28. Nüsse	7,1
3. frittierte Speisen	22,4	29. Sahne	6,8
4. Weißkohl	20,2	30. paniert Gebratenes	6,8
5. CO_2-haltige Getränke	20,1	31. Pilze	6,1
6. Grünkohl	18,1	32. Rotwein	6,1
7. fette Speisen	17,2	33. Lauch	5,9
8. Paprikagemüse	16,8	34. Spirituosen	5,8
9. Sauerkraut	15,8	35. Birnen	5,6
10. Rotkraut	15,8	36. Vollkornbrot	4,8
11. süße und fette Backwaren	15,8	37. Buttermilch	4,5
12. Zwiebeln	15,8	38. Orangensaft	4,5
13. Wirsing	15,6	39. Vollmilch	4,4
14. Pommes frites	15,3	40. Kartoffelklöße	4,4
15. hart gekochte Eier	14,7	41. Bier	4,4
16. frisches Brot	13,6	42. schwarzer Tee	3,5
17. Bohnenkaffee	12,5	43. Apfelsinen	3,4
18. Kohlsalat	12,1	44. Honig	3,1
19. Mayonnaise	11,8	45. Speiseeis	2,4
20. Kartoffelsalat	11,4	46. Schimmelkäse	2,2
21. Geräuchertes	10,7	47. Trockenfrüchte	2,2
22. Eisbein	9,0	48. Marmelade	2,2
23. zu stark gewürzte Speisen	7,7	49. Tomaten	1,9
24. zu heiße u. zu kalte Speisen	7,6	50. Schnittkäse	1,6
25. Süßigkeiten	7,6	51. Camembert	1,3
26. Weißwein	7,6	52. Butter	1,2

[*] Aktuelle Ernährungsmedizin, 2004; 29 (5): 245–253

Therapiedokumentation und Medikamentelisten

Auf den beiden nächsten Seiten finden Sie in Kurzform einige Tabellen, die Ihnen, Ihrem Arzt und anderen Therapeuten eine Übersicht geben, was Sie derzeit einnehmen oder welcher Therapie Sie sich gerade unterziehen. Eine ausführliche Fassung zum Ausdrucken und anschließenden Eintragen Ihrer Daten bietet unsere Internetseite unter www.vz-nrw.de/krebs. Da manche Wirkstoffe – dazu gehören auch Nahrungsergänzungsmittel wie zum Beispiel Vitamine – miteinander in Wechselwirkung treten, muss Ihr Arzt sie kennen, um entsprechend handeln zu können. Andere Medikamente müssen möglicherweise anders dosiert werden. Aktualisieren Sie bitte auch jede Veränderung von Substanz oder Dosis Ihrer Therapien. In der letzten Spalte können Sie Ihre Bemerkungen und Beschwerden eintragen. Diese können für Ihren Arzt oder Therapeuten wichtige Hinweise bieten.

Die Tabellen sind aufgeteilt in
- **Vorerkrankungen (Tabelle 1)** Hier können Sie die Medikamente auflisten, die Sie wegen einer Vorerkrankung einnehmen, z. B. gegen Bluthochdruck oder Allergien, bei Diabetes, Magenproblemen oder Schilddrüsenerkrankungen, Blutverdünnungsmittel usw.
- **Therapien (Tabellen 2 und 3)** Hier listen Sie bitte die laufenden Therapien und, wenn möglich, das Therapieschema auf.
- **Sonstige Therapien (Tabelle 4)** z. B. Antihormontherapien, Antikörpertherapie oder Biphosphonate
- **Medikamente (Tabelle 5)** gegen akute Beschwerden, wie Schmerzmittel, Medikamente gegen Durchfall oder Verstopfung, Übelkeit usw.; z. B. Vitamin B12 oder Eisenpräparate (oral, per Injektion oder Infusion)
- **Komplementäre Therapien (Tabelle 6)**, wie Mistel-, Enzym-, Sauerstofftherapie, Homöopathie usw.
- **Nahrungsergänzungsmittel (Tabelle 7)**, wie Vitamine, Mineralien usw.

Beispiel

Name des Medikaments oder Wirkstoffs	Dosierung	Indikation	Bemerkung/ Beschwerden
Xy 50	1-0-1	Bluthochdruck	Benommenheit

Medikamentenliste Vorerkrankungen (Tabelle 1)

Medikament oder Wirkstoff	Dosierung	Indikation	Bemerkung/ Beschwerden

Therapieplan Chemotherapie (Tabelle 2)

Name Chemotherapie	Dosierung	Schema (Häufigkeit)	Bemerkung/ Beschwerden

Therapieplan Bestrahlung (Tabelle 3)

Bestrahlung/ Lokalisation	Dosierung	Schema (Häufigkeit)	Bemerkung/ Beschwerden

Sonstige Therapien (Antihormone, Antikörper usw., Tabelle 4)

Medikament	Dosierung	Applikation/ Häufigkeit	Bemerkung/ Beschwerden

Medikamente gegen akute Beschwerden (Tabelle 5)

Name/Wirkstoff	Dosierung	Indikation	Bemerkung/ Beschwerden

Komplementäre Therapien (Tabelle 6)

Name/Wirkstoff	Dosierung	Indikation	Bemerkung/ Beschwerden

Nahrungsergänzungsmittel (Tabelle 7)

Name/Wirkstoff/ Substanz	Dosierung	Grund	Bemerkung/ Beschwerden

Glossar

Alpha-Linolensäure	⤑ Fettsäuren
adjuvante Therapien	ergänzende medizinische Therapien ⤑ komplementäre Medizin
alternative Heilmethoden	unkonventionelle Therapien, häufig Ablehnung schulmedizinischer Therapien
alkalisch	Gegenteil von sauer
Aminosäure	Baustein des ⤑ Eiweiß
Amylasen	Verdauungsenzyme, spalten im Darm Kohlenhydrate für die ⤑ Resorption
Anorexie	Appetitlosigkeit
Antazida	binden und neutralisieren überschüssige Magensäure
Anthocyane	⤑ sekundäre Pflanzenstoffe
Antiemetika	Medikamente gegen Übelkeit
antikanzerogen	krebshemmend
Antikörpertherapie	Therapie gegen bestimmte Tumorzellen
Antiöstrogene	„Antihormone", werden als Therapie bei Hormonrezeptor-positiven Tumoren eingesetzt
Antioxidantien	können Zellen vor ⤑ freie Radikalen schützen
Anti-TKTL1-Diät	⤑ ketogene Diät

Anus praeter	„künstlicher" Darmausgang
Apoptose	⤑ programmierter Zelltod, mit dem der Körper kranke und verbrauchte Zellen entsorgt
Aromatasehemmer	verhindern die Bildung von Östrogenen
Astronautenkost	umgangssprachlich für ⤑ Zusatznahrung (Trinknahrung) mit definiertem Nährstoffgehalt; bei Mangel- und Unterernährung
Ballaststoffe	unverdauliche Nahrungsbestandteile ⤑ Faserstoffe, man unterscheidet wasserlösliche und -unlösliche Ballaststoffe
Bauchspeicheldrüse	⤑ Pankreas, produziert Verdauungsenzyme und Insulin
Bauhin'sche Klappe	⤑ Ileozökalklappe, Verbindung zwischen Dünn- und Dickdarm
bioaktive Pflanzenstoffe	⤑ sekundäre Pflanzenstoffe
Blase	⤑ sammelt den Urin und scheidet ihn aus
Blutbahnen	⤑ verbinden und versorgen Organe und Gewebe mit Nährstoffen, Sauerstoff usw. und transportieren Abfallstoffe ab
Blutzuckerspiegel	gibt die Konzentration von Zucker (Glukose) im Blut an
Brust	sekundäres Geschlechtsmerkmal der Frau (lat. Mamma)
Brustkrebs	häufigste Tumorerkrankung der Frau
Buttersäure	bakterielles Abbauprodukt von Ballaststoffen im Darm, wirkt antikanzerogen
Darmbakterien	⤑ Darmflora
Darmflora	Besiedlung des Darmes mit Bakterien

Depression	Zustand tiefer Niedergeschlagenheit, häufige Folge der Krebserkrankung oder Therapie
Diagnose	Erkennen und Klassifizierung einer Krankheit
Diarrhöe	Durchfall
Dickdarm	Teil des Verdauungstraktes, schließt an den Dünndarm an
Disease-Management-Programm	optimiert und koordiniert ärztliche Versorgung und Therapien
Dumpingsyndrom	schnelles „Herabstürzen" des Mageninhalts in den Darm
Dünndarm	Teil der Verdauungstraktes, ist durch den ⇢ Magenpförtner vom ⇢ Magen und die ⇢ Bauhin'sche Klappe vom ⇢ Dickdarm getrennt
Durchfall	⇢ Diarrhöe, flüssiger bis wässriger, auch fettiger Stuhl, mögliche Folge der Krebserkrankung oder Therapie
Eiweiß	⇢ Protein, Nahrungsbestandteil und Aufbausubstanz von Zellen, Enzymen, Hormonen usw.
Eiweißpulver	Nahrungsergänzung mit hohem Eiweißanteil
Ektomie	operative Entfernung eines Organs
Endometrium	Gebärmutterkörper
Energie	wird vom Körper für alle Lebensfunktionen verbraucht
Energiegehalt	von Lebensmitteln, wird in Kalorien (kcal) oder Kilojoule (kJ) angegeben
Enteritis	Entzündung der Darmschleimhaut

Enzyme	sind beteiligt beim Auf-, Ab- und Umbau im Stoffwechsel und beim Aufspalten der Nahrungsbestandteile im Darm
Ernährungstherapie	hilfreiche Maßnahme zur Unterstützung von Krebstherapien
Faserstoffe	⋯⟩ Ballaststoffe, unverdauliche Nahrungsbestandteile
Fatigue	quälende Müdigkeit, mögliche Folge der Krebserkrankung oder Therapie
Fette	Nahrungsbestandteile, größte Energielieferanten, bestehen neben Glycerin aus verschiedenen ⋯⟩ Fettsäuren
Fettsäuren	Bestandteile der Fette mit wichtigen physiologischen Aufgaben im Körper, man unterschiedet zwischen ⋯⟩ gesättigten und ⋯⟩ ungesättigten Fettsäuren
Fibrose	Vermehrung und Verhärtung von Bindegewebe
freie Radikale	aggressive Stoffwechselprodukte, die durch ⋯⟩ Antioxidantien unschädlich gemacht werden. Freie Radikale entstehen aber auch z. B. bei der Strahlentherapie, um gezielt Tumorzellen zu zerstören
Gallenblase	hier wird die ⋯⟩ Gallenflüssigkeit gesammelt
Gallenflüssigkeit	„Galle" – wird von der Leber produziert und in der Gallenblase gesammelt, emulgiert Fette im Dünndarm und unterstützt damit die Fettverdauung
Gastritis	Entzündung der Magenschleimhaut
Geruchsveränderung	mögliche Folge der Krebserkrankung oder Therapie
gesättigt	hier: Fettsäuren ohne Doppelbindung
Glucagon	wird in der Bauchspeicheldrüse gebildet, „Gegenspieler" von ⋯⟩ Insulin

Glucose	Traubenzucker
glykämischer Index	gibt den Blutzuckeranstieg nach Verzehr eines Lebensmittels an, als Referenzzahl dient Glucose = 100
Histologie	Bestimmung des Zelltyps
Hormone	Botenstoffe, die Signale an weit voneinander entfernte Körperteile senden und physiologische Reaktionen beeinflussen
Hygiene	Pflegemaßnahme zur Vermeidung von Infektionen
Ileozökalklappe	⇢ Bauhin'sche Klappe, Verbindung zwischen Dünn- und Dickdarm
Immunsystem	schützt mit einer Vielzahl unterschiedlicher Zellen und Systeme vor Krankheiten
Indikation	„Heilanzeige", gibt an, welche medizinische Maßnahme bei einer Krankheit o. Ä. durchgeführt werden muss
Insulin	Hormon, das den Blutzuckerspiegel regelt, wird in der Bauchspeicheldrüse gebildet
integrative Medizin	Kombination von komplementären und schulmedizinischen Methoden
Intrinsic Factor	wird in einem Teil des Magens gebildet und ist zur Resorption von Eisen und Vitamin B12 unerlässlich
Kachexie	Auszehrung
kanzerogen	krebsfördernd
ketogene Diät	kohlenhydratarme, fettreiche Ernährung, die Krebs heilen soll
Ketonkörper	entstehen beim Abbau von Fettsäuren bei einer extrem kohlenhydratarmen Ernährung

Ketose	Bildung von Ketonkörpern
Kilojoule	Maßeinheit für den Energiegehalt von Lebensmitteln (100 kcal = 419 kJ)
Kilokalorien	Maßeinheit für den Energiegehalt von Lebensmitteln (kcal)
Kohlenhydrate	Nahrungsbestandteile
komplementäre Medizin	ergänzende medizinische Therapien
konjugierte Linolsäure	⤑ Fettsäure
körperliche Aktivität	Bewegung, ergänzende Therapie bei der Krebstherapie
Laktase	spaltet den ⤑ Milchzucker (Laktose)
Laktat	⤑ Milchsäure, entsteht beim Abbau von Zucker ohne Sauerstoff
Laktose	⤑ Milchzucker, Bestandteil der Milch
Lebensqualität	individueller Parameter für Zufriedenheit und Glück
Leber	zentrales Stoffwechselorgan des Organismus
Leitlinien	empfohlene „Richtschnur" verschiedener Behandlungsmöglichkeiten für Ärzte
Linolsäuren (n-6-Fettsäuren)	⤑ Fettsäuren
Lipasen	Verdauungsenzyme, spalten im Darm Fette für die ⤑ Resorption
Lokalisation	hier: Lage des Tumors im Körper
Lycopin	⤑ sekundäre Pflanzenstoffe

Lymphdrainage	spezielle Therapie beim ⋯→ Lymphödem
Lymphödem	schmerzhafte Flüssigkeitseinlagerung, mögliche Folge einer Operation oder Strahlenbehandlung
Lymphsystem	Teil des ⋯→ Immunsystems zur Reinigung und Entgiftung des Organismus
Magen	befindet sich im Oberbauch, speichert die Nahrung und durchmischt sie mit Salzsäure
Magenpförtner	befindet sich am Magenausgang und reguliert den Übertritt des Speisebreis vom Magen in den Dünndarm
Magensäure	wird im ⋯→ Magen produziert
Maltodextrin	energiereiches Kohlenhydratgemisch, leicht verdauliche Nahrungsergänzung
Mamma	weibliche Brust
Mastektomie	operative Entfernung der Brust
MCT (medium-chain-triglycerides), mittelkettige Fettsäuren	synthetisch hergestellte Fettsäuren, die besonders bei Verwertungsstörungen von Fetten geeignet sind
metabolisch adaptierte Ernährung	Ernährungsform, die speziell auf die Bedürfnisse von Tumor-patienten abgestimmt ist
Metabolismus	⋯→ Stoffwechsel
Metastasen	„Tochterzellen" des Tumors, die sich in anderen Organen oder Geweben angesiedelt haben
Milchsäure	⋯→ Laktat, entsteht beim Abbau von Zucker ohne Sauerstoff
Milchzucker	⋯→ Laktose, Bestandteil der Milch

Milz	wichtiges Organ für die Immunabwehr
Mineralstoffe	lebensnotwendige Nahrungsinhaltsstoffe
monoklonare Antikörper	immunologisch wirksame Proteine als Therapie gegen bestimmte Tumorzellen
Mucositis	Schleimhautentzündung
Nachsorge	Kotrolluntersuchungen nach Beendigung der Therapien
Nährstoffdefinierte Diäten	Zusatznahrung mit definiertem Nährstoffgehalt; bei Mangel- und Unterernährung und bei stimmten Erkrankungen ···⟩ Astronautenkost
Nährstoffe	Inhaltsstoffe von Lebensmitteln
Nahrungsergänzungsmittel	enthalten konzentrierte Nährstoffe und dienen bei Unterversorgung zur Verbesserung des Ernährungszustandes
Nervenbahnen	verbinden Organe und Gewebe und leiten Reizimpulse
Neutropenie	Verminderung weißer Blutkörperchen, mögliche Folge der Krebserkrankung oder Therapie
Nieren	sammeln und filtrieren den Urin
Obstipation	Entleerungsstörung des Darms ···⟩ Verstopfung
Ödeme	Wasseransammlung in Geweben
Ölsäure	···⟩ Fettsäuren
Omega-3-Fettsäuren	···⟩ Fettsäuren
Operation	Entfernung des Tumors oder eines (Teil-)Organs mithilfe chirurgischer Maßnahmen

Organe	Funktionseinheiten des Körpers
Ovarien	Eierstöcke
Pankreas	⋯⟩ Bauchspeicheldrüse
parenterale Ernährung	Ernährung unter Umgehung des Verdauungstraktes
Pfortader	durch die P. werden die aus dem Darm resorbierten und im Blut gelösten Nährstoffe in die Leber transportiert
Phytohormone	pflanzliche ⋯⟩ Hormone gegen Wechseljahresbeschwerden
Plattenfette	besonders zum Braten geeignete Fette wie Kokosfett
Polyneuropathie	Gelenkschmerzen, mögliche Beschwerden während und nach bestimmter Chemotherapien
Präbiotika	Lebensmittel mit natürlichen oder zugesetzten wasserlöslichen Ballaststoffen
Probiotika	Lebensmittel mit natürlichen oder zugesetzten „darmaktiven" Bakterien
Prostata	Vorsteherdrüse, Geschlechtsorgan des Mannes
Prostatakrebs	häufigste Tumorerkrankung des Mannes
Proteasen	Verdauungsenzyme, spalten im Darm Proteine für die ⋯⟩ Resorption
Psychoonkologie	Fachgebiet der Psychologie, Unterstützung und individuelle Therapie bei Krebserkrankungen
Radikalfänger	machen ⋯⟩ freie Radikale unschädlich, z. B. ⋯⟩ Antioxidantien oder ⋯⟩ sekundäre Pflanzenstoffe

Reflux „Sodbrennen", „saures Aufstoßen", Zurückfließen des sauren Mageninhalts in Speiseröhre oder Rachen

Resektion operative Entfernung eines Organteils

Resorption Aufnahme der Spaltprodukte, die bei der ⋯⋗ Verdauung im Darm entstanden sind

Rezidiv Wiederauftreten einer Krankheit

sauer Gegenteil von alkalisch

Säureblocker „Protonenpumpenhemmer" unterdrücken die Bildung überschüssiger Magensäure

Schleimhaut Zellschichten, die innere Organe auskleiden

Sekundäre Pflanzenstoffe ⋯⋗ Radikalfänger, ⋯⋗ Antioxidantien; Pflanzeninhaltsstoffe unterschiedlicher, chemischer Zusammensetzungen und Eigenschaften mit besonderen Wirkungen im Stoffwechsel des Menschen

Selen Mineralstoff mit besonderer Bedeutung bei Krebserkrankungen

Spurenelemente lebensnotwendige Nahrungsinhaltsstoffe

Stoffwechsel Auf-, Ab- und Umbauvorgänge im Körper, ⋯⋗ Metabolismus

Stoma operativ hergestellter, künstlicher Ausgang z. B. des Darms (Enterostoma, Anus Praeternalis) oder der Blase (Urostoma)

Stomatitis Schleimhautentzündung im Mund

Symptom Zeichen einer Krankheit, die subjektiv vom Patienten wahrgenommen oder vom Arzt erfasst wird

terminales Ileum	Endstück des Dünndarms vor dem Übergang in den Dickdarm
Therapie	Behandlung einer Krankheit
ungesättigt	hier: Fettsäuren mit einer oder mehreren Doppelbindungen
Vagina	Scheide
Verdauung	Aufspaltung der Nahrung mithilfe von ⸱⸱⸱⟩ Verdauungsenzymen
Verdauungsenzyme	spalten im Darm die Nahrungsbestandteile auf
Verstopfung	Entleerungsstörung des Darms ⸱⸱⸱⟩ Obstipation, ⸱⸱⸱⟩ Amylasen, ⸱⸱⸱⟩ Lipasen, ⸱⸱⸱⟩ Proteasen
Vitamine	lebensnotwendige Nahrungsinhaltsstoffe, man unterscheidet zwischen fettlöslichen und wasserlöslichen Vitaminen
Vulva	Scham
Wächterlymphknoten	bestimmte Lymphknoten, die zur Diagnose entnommen werden
Zellen	kleinste Bausteine des Körpers
Zellteilung	Teilung der Körperzellen, um gesunde, neue Zellen zu bilden
Zervix	Gebärmutterhals
Zusatznahrung	industriell hergestellte Nahrung mit definiertem Gehalt an Nährstoffen für Situationen, in denen die normale Nahrungsaufnahme nicht oder nicht ausreichend möglich ist, ⸱⸱⸱⟩ Astronautenkost, ⸱⸱⸱⟩ Nährstoffdefinierte Diäten
Zytokine	Botenstoffe, die ähnlich wie ⸱⸱⸱⟩ Hormone Signale auch an weit entfernte Körperteile übertragen können
zytotoxische Substanzen	chemische Stoffe unterschiedlicher chemischer Zusammensetzung, die z.B. Tumorzellen zerstören kann

Weitere Informationen und Hilfe

Die nachfolgenden Listen erheben keinen Anspruch auf Vollständigkeit, sondern sollen Ihnen einen Überblick über die Institutionen und Organisationen geben, bei denen Sie weitere Hilfe und Antworten auf Ihre Fragen bekommen. Über das Internet finden Sie unter den angegebenen Adressen vielfach weitere Links. Sollten Sie das Internet nicht nutzen, helfen Ihnen die aufgeführten Telefonnummern und Adressen weiter.

Der Krebsinformationsdienst (s. u.) hat außerdem eine kostenfreie Hotline eingerichtet. Hier bekommen Sie zu vielen Ihrer Fragen ausführliche Antworten und weitere Verweise.

Allgemeine Informationen

Deutsche Krebsgesellschaft e. V.
Straße des 17. Juni 106–108
10623 Berlin
Telefon: 0 30 / 322 93 29-0
Fax: 0 30 / 322 93 29-66
E-Mail: service@krebsgesellschaft.de
www.krebsgesellschaft.de
Die Gesellschaft ist eine „gesundheitspolitische Institution", die „zum Wohle des krebskranken Patienten in der Gremienarbeit mit Politikern, Fachgesellschaften, Leistungs- und Produktanbietern auf dem Gesundheitsmarkt sowie für Patienten" Einfluss nimmt. Sie erarbeitet verbindliche Standards für die Diagnose und Behandlung, engagiert sich bei Gesundheitskampagnen und in der onkologischen Forschung und informiert zum Thema Krebs.

Deutsche Krebshilfe e. V.
Beratungsdienst
Buschstraße 32
53113 Bonn
Telefon: 0228 / 729 90-0
Fax: 0228 / 729 90-11
E-Mail: deutsche@krebshilfe.de
beratungsdienst@krebshilfe.de
www.krebshilfe.de

Nach dem Motto „Helfen. Forschen. Informieren." fördert die Organisation Projekte zur Verbesserung der Prävention, Früherkennung, Diagnose, Therapie, medizinischen Nachsorge und psychosozialen Versorgung einschließlich der Krebs-Selbsthilfe und gibt ausführliche Informationen dazu, wie z. B. die kostenlosen „blauen Ratgeber" zu verschiedenen Krebsarten.

Krebsinformationsdienst (KID) des Deutschen Krebsforschungszentrums
Telefon: 0 800 / 420 30 40
(täglich von 8.00–20.00 Uhr)
E-Mail: krebsinformationsdienst@dkfz.de
www.krebsinformationsdienst.de
Der KID informiert per Telefon, E-Mail und Internet über qualitätsgeprüftes Wissen bei Tumorerkrankungen und den Umgang mit Begleiterscheinungen bei Krebs und nachfolgender Therapien. Darüber hinaus werden Adressen und Anlaufstellen einer von Wissenschaftlern geführten Datenbank vermittelt.

krebs-webweiser© des Tumorzentrum Ludwig Heilmeyer
Comprehensive Cancer Center (CCCF)
Robert-Koch-Klinik
Universitätsklinikum
Hugstetter Straße 55
79106 Freiburg
Telefon: 07 61 / 270 71-51
Fax: 07 61 / 270 71-52

E-Mail: kontakt@tumorzentrum-freiburg.de
www.tumorzentrum-freiburg.de/
Dieses Internetportal bietet über 1.300 Internetadressen zu mehr als 400 Stichworten.

JaVita
Telefon: 0800 / 0 512 512
www.javita.de
JaVita ist ein persönlicher Patienten-Begleitservice der AOK Rheinland/Hamburg, der alle Fragen rund um die Erkrankung individuell beantwortet – nicht nur für AOK-Versicherte. Dem Team gehören Experten sowohl verschiedener medizinischer Fachrichtungen, für Ernährung und Bewegung als auch Psychologen sowie Spezialisten für Leistungsfragen an.

Allgemeine Informationen/Internetportale

Bundesgesundheitsministerium
Friedrichstraße 108
10117 Berlin (Mitte)
Telefon: 0 30 / 184 41-0
Fax: 0 30 / 184 41-49 00
E-Mail: info@bmg.bund.de
www.bmg.bund.de
Das Bundesgesundheitsministerium bietet Informationen zur Krankenversicherung, der Rehabilitation, zum Gesundheitssystem, zu Fragen der Arzneimittelsicherheit und zu aktuellen Gesetzesänderungen.

Das Deutsche Cochrane Zentrum (DCZ)
Institut für Medizinische Biometrie
und Medizinische Informatik
Abteilung für Medizinische Biometrie
und Statistik
Universitätsklinikum Freiburg
Berliner Allee 29
79110 Freiburg
Telefon: 07 61/ 203 67-15
Fax: 07 61/ 203 67-12
E-Mail: mail@cochrane.de

www.cochrane.de
Hinter dem DCZ steht die Cochrane Collaboration, ein internationales Netzwerk aus Wissenschaft und Medizin, deren Ziel es ist, die wissenschaftlichen Grundlagen zur Bewertung von Therapien zu verbessern. Die Datenbank Cochrane Library online bietet wissenschaftliche Informationen; Patienteninformationen sind ebenfalls abrufbar.

INKA – Das Informationsnetz für Krebspatienten und Angehörige
Theodor Springmann Stiftung
Patienteninformationsstelle
Reuchlinstraße 10–11
10553 Berlin
Telefon: 0 30 / 44 02 40 79
E-Mail: auskunft@patiententelefon.de
www.patiententelefon.de/index.html
www.inkanet.de
Dieses Portal wird von der Theodor Springmann Stiftung betreut. INKA will motivieren, sich eigenständig über die Krankheit und die entsprechenden Beratungsangebote zu informieren. Es bietet Möglichkeiten zur eigenständigen Recherche und informiert über Beratungsangebote. Darüber hinaus vernetzt INKA Initiativen wie z. B. Selbsthilfegruppen, Verbände, Renten- und Kostenträger, Behörden, medizinische Einrichtungen, Beratungsstellen und Erfahrungsberichte anderer Betroffener.

www.medfuehrer.de
Die Internetseite gibt Infos zu Krebs allgemein, zur Früherkennung, zu Therapien, zu einzelnen Erkrankungen, zur Rehabilitation und ermöglicht die Suche nach Ärzten bzw. Kliniken.

Selbsthilfegruppen

Deutsche Arbeitsgemeinschaft Selbsthilfegruppen e. V.
Wilmersdorfer Straße 39
10627 Berlin

Telefon: 0 30 / 893 40 14
Telefonische Sprechzeit: Di, Mi 10–14 Uhr
E-Mail: verwaltung@dag-shg.de
www.dag-shg.de
Sie ist der Fachverband zur Unterstützung von
Selbsthilfegruppen mit den Zielen, z. B. die
fachliche Unterstützung von Selbsthilfegruppen qualitativ und quantitativ zu verbessern,
ihre sozial- und gesundheitspolitische Anerkennung zu steigern oder zeitgemäße Modelle
zu deren finanzieller Förderung zu entwickeln.

Bundesarbeitsgemeinschaft SELBSTHILFE e. V.

Kirchfeldstraße 149
40215 Düsseldorf
Telefon: 02 11 / 310 06-0
Fax: 02 11 / 310 06-48
E-Mail über Kontaktformular
www.bag-selbsthilfe.de
Die BAG SELBSTHILFE ist die Dachorganisa-
tion von Selbsthilfeverbänden behinderter
und chronisch kranker Menschen und ihrer
Angehörigen.

Haus der Krebs-Selbsthilfe Bonn

Thomas-Mann-Straße 40
53111 Bonn
Telefon: 02 28 / 338 89-0
Fax: 02 28 / 338 89-560
E-Mail: info@hksh-bonn.de
www.hksh-bonn.de

Haus der Krebs-Selbsthilfe Berlin

Oranienburger Straße 13–14
10178 Berlin
Telefon: 0 30 / 24 63 63-37
Fax: 030 / 24 63 61-40
E-Mail: info@hksh-berlin.de
www.hksh-berlin.de
Das Haus der Krebs-Selbsthilfe ist ein Ver
bund der folgenden bundesweit tätigen, von
der Deutschen Krebshilfe geförderten Krebs-
Selbsthilfeorganisationen:

Arbeitskreis der Pankreatektomierten e. V.

www.bauchspeicheldruese-pankreas-
selbsthilfe.de
Ziel des AdP e. V. ist die Förderung der
Gesundheit und Rehabilitation von partiell
und total Pankreatektomierten und nicht
operierten Bauchspeicheldrüsenerkrank-
ten unter besonderer Berücksichtung der
Krebspatienten und ihrer Angehörigen.

Bundesverband der Kehlkopfoperierten e. V.

www.kehlkopfoperiert-bv.de
Ziel des Verbandes ist es, alle Maßnahmen,
insbesondere zur sprachlichen, medizinischen, gesundheitlichen und beruflichen
Rehabilitation von Betroffenen zu fördern und
den Erfahrungsaustausch seiner Mitglieder
zu fördern.

Bundesverband Prostatakrebs Selbsthilfe (BPS) e. V.

www.prostatakrebs-bps.de
Ziel des BPS ist es, Betroffene und ihre Angehörigen, über die medizinischen, psycholo-
gischen und sozialen Aspekte einer Prosta-
takrebserkrankung aufzuklären und sowohl
über das Internet als auch im Rahmen von
Vortragsveranstaltungen und Patiententagen
ein Forum für den Informations- und Erfahrungsaustausch zu bieten. Außerdem bietet
das BPS eine gebührenfreie telefonische
Hotline: 0800-7080123.

Deutsche Hirntumorhilfe e. V.

www.hirntumorhilfe.de
Ziel der Hirntumorhilfe ist, die Förderung
von neuroonkologischer Wissenschaft und
Forschung und der Erstellung von evidenzbasierten Therapieleitlinien sowie die Patienten
psychosozial zu begleiten und die Lebensqualität zu verbessern.

Deutsche ILCO e. V. – Selbsthilfe bei Darmkrebs und Stoma

www.ilco.de

Ziel von ILCO ist es, Betroffenen beizuste-
hen, zu informieren und die Versorgung zu
verbessern.

**Deutsche Leukämie- & Lymphom-Hilfe
(DLH) e. V.**
www.leukaemie-hilfe.de
Ziel der DLH ist die Unterstützung bei Fragen,
die sich durch die Krankheit ergeben und Hilfe bei der Suche nach Therapieeinrichtungen
oder Rehabilitationsstellen.
**Frauenselbsthilfe nach Krebs –
Bundesverband e. V.**
www.frauenselbsthilfe.de
Ziel ist, Patientinnen psychosozial zu begleiten, die Lebensqualität zu verbessern und
wissenschaftliche Informationen zum Thema
bereitzustellen.

Selbsthilfe-Bund Blasenkrebs e. V.
www.selbsthilfe-bund-blasenkrebs.de
Ziel ist es, medizinische, psychosoziale und
versorgungsrechtliche Informationen aufzu-
arbeiten und bereitzustellen.

www.selbsthilfenetz.de
Das Internetportal liefert Informationen zu
über 8.000 Selbsthilfegruppen in Nordrhein-
Westfalen und vermittelt zu den örtlichen
Selbsthilfegruppen.

Berg und Tal e. V.
c/o Klinik für Knochenmarktransplantation
Hufelandstraße 55
45122 Essen
Telefon: 0 15 22 / 57 73 46
E-Mail: info@bergundtal-ev.de
www.bergundtal-ev.de
Die Selbsthilfegruppe gibt Informationen
für Patienten und Angehörige vor und nach
einer Stammzelltransplantation. Ihr Ziel ist
die Förderung der psychosozialen Betreuung
bei der Akutbehandlung und der Nachsorge,
der Zusammenarbeit von Betroffenen und
Fachkräften sowie die Verbesserung der
Prävention und der Rehabilitation.

Weitere Informationen zu Brustkrebs

Frauenselbsthilfe nach Krebs
Haus der Krebs-Selbsthilfe
Thomas-Mann-Straße 40
53111 Bonn
Telefon: 02 28 / 338 89-400
Fax: 02 28 / 338 89-401
E-Mail: kontakt@frauenselbsthilfe.de
www.frauenselbsthilfe.de
Ziele s. o. Es werden Adressen von „Selbst-
hilfegruppen nach Brustkrebs" in Ihrer Nähe
vermittelt und es besteht ein Netzwerk für
Männer mit Brustkrebs.

Mamazone
Max-Hempel-Straße 3
86153 Augsburg
Telefon: 08 21 / 52 13-144
Fax: 08 21 / 52 13-143
E-Mail: info@mamazone.de
www.mamazone.de
Ziel der Patientinnen-Initiative ist die Verbesserung von Qualität in Diagnostik, Therapie
und Nachsorge und eine frauengerechte Behandlung von Brustkrebs sowie die Förderung
von Beratung und Vernetzung.

Mamma Mia – das Brustkrebsmagazin
Altkönigstraße 31
61476 Kronberg
Telefon: 0 62 24 / 989 79-88
Fax: 0 62 24 / 989 79-89
E-Mail: redaktion@mammamia-online.de
www.mammamia-online.de
Das Online-Magazin bietet viele Informatio-
nen zu Therapie und Nachsorge und Hinweise
auf Veranstaltungen, dazu Links, Foren und
Blogs.

Brustkrebs Info
www.brustkrebs-info.de
www.medizin-forum.de
Das Informationsportal wird vom Verein
Brustkrebs Info e. V., Berlin, betrieben. Ziel

ist, Patientinnen in die Lage zu versetzen, Ärzten eine gut informierte und kritische Gesprächspartnerin zu sein. Brustkrebs-Info bietet unabhängige, wissenschaftlich fundierte Informationen zu Brust, Brustkrebs und anderen Brusterkrankungen, persönliche oder allgemeine Informationen zur Diagnostik von Brustkrebs und anderen Brusterkrankungen, insbesondere vor empfohlenen diagnostischen Maßnahmen, vor geplanten Operationen, Probeentnahmen sowie eine Zweitmeinung zur Mammographie. Auch ein Brustkrebslexikon steht bereit.

Verein Brustkrebs Deutschland e. V.

Kostenlose Hotline: 0 800 / 011 71 12
Telefon: 0 89 / 41 61 98 00
E-Mail: info@brustkrebsdeutschland.de
www.brustkrebsdeutschland.de
Ziel ist die Information über Prävention und Früherkennung, Diagnose und Operationsmöglichkeiten, Therapien und Nachsorge und die Unterstützung betroffener Frauen und ihre Familien.

Psychoonkologie/Lebenshilfe

Psychotherapie-Informations-Dienst (PID)

Am Köllnischen Park 2
10179 Berlin
Telefon: 0 30 / 209 16 63-30
Fax: 030 / 209 16 63-16
E-Mail: pid@dpa-bdp.de
www.psychotherapiesuche.de
Über die Online-Datenbank oder die telefonische Hotline bekommen Sie Hilfe bei der Therapeutensuche in Ihrer Nähe.

LebensWert e. V.

Klinik I für Innere Medizin
Klinikum der Universität zu Köln (AöR)
Kerpener Straße 62
50937 Köln

Ansprechpartner: Andreas Bhatia
Telefon: 02 21 / 478-64 78
Fax: 02 21/ 478-70 03
E-Mail: andreas.bhatia@uk-koeln.de
www.vereinlebenswert.de
Der Verein bietet psychologische Gespräche, Bewegungstherapie, Kunst- und Musiktherapie an, um Betroffenen bei Ängsten, Sorgen und Nöten zu helfen. Mit dem eigenen Haus „Lebenswert" wurde das bundesweit erste Zentrum für angewandte Psychoonkologie gegründet.

lebensmut e. V.

Klinikum der Universität München
Bärbel Haberkorn
Campus Großhadern
Marchioninistraße 15
81377 München
Telefon: 0 89 / 70 95-49 18
Fax: 0 89 /70 95-79 00
E-Mail: lebensmut@med.uni-muenchen.de
www.lebensmut.org
Der Verein engagiert sich für die psychoonkologische Begleitung von Betroffenen vor, während und nach der Behandlung einer Krebserkrankung und bietet Orientierungshilfen und Informationen zu unterstützenden Angeboten.

www.gsk-onkologie.de/index.jsp

Hier gibt es eine Liste mit Adressen von Psychoonkologen. Dieses Adressverzeichnis ist Teil der Kampagne „Psyche hilft Körper". Ihr Ziel ist es, qualifizierte psychoonkologische Betreuung in Deutschland bekannt zu machen, um somit die Lebensqualität von betroffenen Menschen zu verbessern.

Deutsche Fatigue Gesellschaft e. V. (DFaG)

Maria-Hilf-Straße 15
50677 Köln
Telefon: 02 21 / 931 15-96
Fax: 02 21 / 931 15-97
E-Mail: info@deutsche-fatigue-gesellschaft.de
www.deutsche-fatigue-gesellschaft.de

Die Deutsche Fatigue Gesellschaft (DFaG) hat das Ziel, die Ursachen von tumorbedingter Fatigue zu erforschen. Informationen und ein Forum stehen zur Verfügung.

www.brustkrebs-bewegt.de
E-Mail: willkommen@brustkrebs-bewegt.de.
Hier kann die Broschüre „Psycho-Onkologie" der Initiative „Brustkrebs bewegt" bestellt oder heruntergeladen werden.

Komplementäre/biologische Therapien

Gesellschaft für Biologische Krebsabwehr e. V. (GfBK)
Voßstraße 3
69115 Heidelberg
Telefon: 062 21/13 80 20
E-Mail: information@biokrebs.de
www.biokrebs.de
Die Organisation bietet Informationen zu verschiedenen Krebsarten und zu Aspekten der Komplementäronkologie und gibt individuelle medizinische Beratung zu naturheilkundlichen Therapien und Veranstaltungshinweise. Ziel ist die Förderung naturheilkundlicher Methoden in der Krebstherapie.

Klinik für Tumorbiologie
Informationsdienst
Breisacher Straße 117
79106 Freiburg
Telefon:07 61 / 206-12 20
Fax: 07 61 / 206-18 14
E-Mail: pdir@tumorbio.uni-freiburg.de
www.tumorbio.uni-freiburg.de
Hier gibt es Informationen zu aktuellen klinischen Studien, Adressen von Beratungs- und Selbsthilfegruppen, Tipps für die Pflege, Broschüren und Hilfe bei der Vermittlung richtiger Ansprechpartner.

Arbeitsgruppe Biologische Krebstherapie
Ein Projekt der Deutschen Krebshilfe
Medizinische Klinik 5
Prof.-Ernst-Nathan-Straße 1
90340 Nürnberg
Telefon: 09 11 / 398-30 56
Fax: 0911 / 398-35 22
E-Mail: agbkt@klinikum-nuernberg.de
www.med5-nbg.de/klinik/agbkt.html
Die von der Deutschen Krebshilfe geförderte Arbeitsgruppe Biologische Krebstherapie gibt aktuelle Informationen, individuelle Beratung, Fort- und Weiterbildung zur Alternativ- und Komplementärmedizin in der Onkologie.

Krebsliga Schweiz
Effingerstraße 40
Postfach 8219
3001 Bern
Telefon: 0 31 / 389 91-00
Fax: 0 31 / 389 91-60
E-Mail: info@krebsliga.ch
www.krebsliga.ch
Die Krebsliga unterstützt Betroffene und ihre Angehörigen in allen Phasen der Krankheit, bei Schmerz und körperlichen Leiden und bietet Beratung und aktuelle Informationen zum Thema Prävention, Forschung und Begleitung.

Kompetenzzentrum für Komplementärmedizin und Naturheilkunde (KoKoNat)
Klinikum rechts der Isar
Kaiserstraße 9
80801 München
Telefon: 0 89 / 72 66 97-0
Fax: 0 89 / 72 66 97-21
E-Mail: ZnF@lrz.tu-muenchen.de
www.muemo.med.tu-muenchen.de
Das KoKoNat ist eines der weltweit führenden Zentren für Qualitätssicherung, klinische Forschung und Versorgungsforschung im Bereich Naturheilverfahren und Komplementärmedizin. Ziele sind Gesundheitsförderung, die Untersuchung von Nutzen, Wirksamkeit und Sicherheit von Naturheilverfahren und Komplementärmedizin sowie die Entwicklung

von Konzepten und Instrumenten zur Verbesserung der Patientenversorgung.

Karl und Veronica Carstens-Stiftung
www.carstens-stiftung.de
Auf den Seiten der Stiftung gibt es ausführliche Informationen zum Thema Komplementärmedizin mit aktuellen Links und Presseberichten.

Projektbereich Komplementärbereich an der Charite Berlin
Luisenstraße 57
10117 Berlin
Telefon: 0 30 / 450 50
E-Mail: sozmedepi@charite.de
Patientensprechstunde:champ@charite.de
Telefon: +49 (0)30 / 450 52 92 34
Fax: +49 (0)30 / 450 52 99 34
www.charite.de/epidemiologie
Das Institut führt Forschungsprojekte zur Komplementärmedizin durch, um diese auf der Grundlage wissenschaftlicher Erkenntnisse in die medizinischen Therapien zu integrieren. Für Patienten gibt es eine Sprechstunde in der „Charité Ambulanz für Prävention und Integrative Medizin" (CHAMP).

Komplementäre Onkologie
Universitäres Centrum für Tumorerkrankungen (UCT)
Theodor-Stern-Kai 7
60590 Frankfurt/Main
Telefon: 0 69 / 63 01-58 14
Fax: 0 69 / 63 01-50 91
E-Mail: info-uct@kgu.de
www.uct-frankfurt.de
Das UCT arbeitet interdisziplinär bei der Behandlung von Krebserkrankungen und bindet Psychoonkologie, Schmerztherapie, Sozialdienst, Ernährungsberatung, Sport, Seelsorge mit ein. Ziel ist die Heilung von Krebserkrankungen, die Linderung von Beschwerden sowie die empathische Zuwendung für Patienten und Angehörige in allen Phasen ihrer Krebserkrankung.

Zentralverband der Ärzte für Naturheilverfahren und Regulationsmedizin e. V.
Am Promenadenplatz 1
72250 Freudenstadt
Telefon: 0 74 41 / 918 58-0
Fax: 0 74 41 / 918 58-22
E-Mail: info@zaen.org
www.zaen.org
Ziel ist der Erhalt, die Erforschung, die Weiterentwicklung und die Verbreitung der Naturheilverfahren und Komplementärmedizin. Neben den klassischen Naturheilverfahren vertritt der Zaen ein breites Spektrum an ärztlichen Methoden. Für Patienten gibt es ausführliche Informationen zu verschiedenen Therapien der Komplementärmedizin und Hilfe bei der Arztsuche.

NATUM – Naturheilkunde, Akupunktur und Umweltmedizin e. V.
Geschäftsstelle
Bosdorfer Straße 20
27367 Hellwege
Telefon: 0 42 64 / 837-45 42
Fax: 0 42 64 / 837-79 46
E-Mail: info@natum.de
www.natum.de
NATUM ist die Arbeitsgemeinschaft für Naturheilkunde, Akupunktur und Umweltmedizin in der Deutschen Gesellschaft für Gynäkologie und Geburtshilfe, DGGG e. V., und bietet Informationen zu diesem Thema.

Institut zur wissenschaftlichen Evaluation naturheilkundlicher Verfahren an der Universität Köln
Joseph-Stelzmann-Straße 9
Gebäude 35 a
50931 Köln-Lindenthal
Telefon: 02 21 / 478-64 14
Fax: 02 21 / 478-70 17
E-Mail: naturheilverfahren@uk-koeln.de
www.medizin.uni-koeln.de/institute/iwenv
Ziel ist, Patienten/-innen bei der Orientierung in der Vielzahl angebotener Diagnostik-/Therapieverfahren zu unterstützen. Hier können

Sie eine Broschüre „Komplementäre Behandlung bei Krebserkrankungen" herunterladen oder bestellen.

Complementary and Alternative Medicine for Cancer (in englischer Sprache)

www.cam-cancer.org
Hier gibt es Informationen über komplementäre und alternative Methoden in der Krebsbehandlung.

Kompetenznetzwerk Komplementärmedizin in der Onkologie „KOKON

Medizinische Klinik 5 - Schwerpunkt Onkologie/Hämatologie
Klinikum Nürnberg
Prof.-Ernst-Nathan-Str. 1
90340 Nürnberg
Telefon: 09 11 / 3 98 30 63
www.kompetenznetzwerk-kokon.de
Das Kompetenznetzwerk bietet für Patientinnen und Patienten sowie deren Angehörige Beratung zur Komplementärmedizin bei Krebserkrankungen durch erfahrene Ärztinnen und Ärzte. Beratungen können zurzeit an den Standorten Berlin, Essen, Hamburg, Hannover, München, Nürnberg und Rostock am Telefon oder vor Ort geführt werden.

Nahrungsergänzungsmittel

Bundesamt für Verbraucherschutz und Lebensmittelsicherheit (BVL)

www.bvl.bund.de
Das BVL trägt entscheidend zur Lebensmittelsicherheit bei. Es gibt es ausführliche Informationen, Publikationen und Presseberichte über unerwünschte Stoffe in Lebensmitteln, Kennzeichnung, Zusatzstoffe usw.

Bundesinstitut für Risikobewertung (BfR)

Postfach 33 00 13
14191 Berlin
Telefon: 0 30 / 184 12-0
Fax: 0 30 /184 12-47 41

E-Mail: poststelle@bfr.bund.de
www.bfr.bund.de/
Das BfR bewertet mögliche Risiken, die von Lebens- und Futtermitteln sowie anderen Stoffen und Produkten ausgehen können, und veröffentlicht aktuelle Informationen darüber.

Andere

FELIX BURDA STIFTUNG

Anja Kropp Leiterin Geschäftsstelle Netzwerk gegen Darmkrebs e. V.
Telefon: 0 89 / 92 50-17 48
Fax: 0 89 / 92 50-2713
E-Mail: anja.kropp@netzwerk-gegen-darmkrebs.de
www.felix-burda-stiftung.de
Die Stiftung bietet Informationen zum Thema Darmkrebs.

Riechlabor Prof. Thomas Hummel

Universitätsklinik Dresden
Fetscherstraße 74
01307 Dresden
Telefon: 03 51 / 458-41 89
Fax: 03 51 / 458-43 26
E-Mail: thummel@mail.zih.tu-dresden.de
www.tu-dresden.de/medkhno/RIECH.HTM
Informationen zum Thema „Riech- und Geschmacksstörungen" und therapeutische Angebote.

Sport/Bewegung

Deutsche Sporthochschule Köln

Institut für Rehabilitation und Behindertensport
Carl-Diem-Weg 6
50933 Köln
Telefon: 02 21 / 49 82 48 21
Fax: 02 21 / 4 97 17 26
E-Mail: willkommen@brustkrebs-bewegt.de

**www.brustkrebs-bewegt.de/bewegung-
bei-brustkrebs.html**
Sie dient betroffenen Frauen, aber auch
Freunden und Verwandten als Anlaufstelle.
Hier können sie sich informieren, Rat suchen
und praktische Tipps für den Umgang mit der
Erkrankung finden – für die Zeit im Kranken-
haus, während der Therapie und für die
Zeit danach. Auf dieser Seite können auch
Broschüren bestellt oder heruntergeladen
werden, z. B. „Brustkrebs bewegt".

**www.krebsgesellschaft.de/
wub_broschueren_sport**
Hier gibt es Broschüren zum Thema „Sport und
Krebs" zum Herunterladen oder Bestellen.

www.krebshilfe.de
Hier gibt es Broschüren zum Thema „Bewegung und Sport bei Krebs" zum Herunterladen oder Bestellen.

Hier finden Sie qualifizierte Ernährungs-
therapeuten und -therapeutinnen in
Ihrer Nähe und weitere wissenschaftliche
Informationen zum Thema Ernährung

Verband der Oecotrophologen (VDOE)
Reuterstraße 161
53113 Bonn
Telefon: 02 28 / 289 22-0
Fax: 02 28 / 289 22-77
E-Mail: vdoe@vdoe.de
www.vdoe.de

Verband der Diätassistenten (VDD)
Susannastraße 13
45136 Essen
Telefon: 02 01 / 94 68 53-70
Fax: 02 01 / 94 68 53-80
E-Mail: vdd@vdd.de
www.vdd.de

Institut für Qualitätssicherung in der Ernährungstherapie und -beratung (QUETHEB)
Schloßplatz 1
83410 Laufen
Telefon: 0 86 82 / 95 44-00
Fax: 0 86 82 / 95 44-98
E-Mail: info@quetheb.de
www.quetheb.de

Verband für Ernährung und Diätetik (VFED)
Eupener Straße 126
53066 Aachen
Telefon: 02 41 / 50 73-00
Fax: 02 41 / 50 73-11
E-Mail: info@vfed.de
www.vfed.de

Deutsche Gesellschaft für Ernährung (DGE)
Godesberger Allee 18
53175 Bonn
Telefon: 02 28 / 37 76-600
Fax: 02 28 / 37 76-800
E-Mail: webmaster@dge.de
www.dge.de

Deutsche Gesellschaft für Ernährungsmedizin (DGEM)
Olivaer Platz 7
10707 Berlin
Telefon: 0 30 / 31 98 31-50 06
Fax: 0 30 / 31 98 31-50 08
E-Mail: infostelle@dgem.de
www.dgem.de

Schweizerische Gesellschaft für Ernährung
Schwarztorstraße 87
Postfach 8333
3001 Bern
Telefon: + 41 31 / 385 00-00
Fax: + 41 31 /385 00-05
E-Mail: info@sge-ssn.ch
www.sge-ssn.ch

Österreichische Gesellschaft für Ernährung
Zimmermanngasse 3
1090 Wien
Telefon: +431 / 714 71 93
Fax: + 431 / 718 61 46
E-Mail: info@oege.at
www.oege.at

Verbraucherzentralen

Verbraucherzentrale Bundesverband e. V.
Markgrafenstraße 66
10969 Berlin
Telefon: 030 / 2 58 00-0
Telefax: 030 / 2 58 00-218
www.vzbv.de

**Verbraucherzentrale
Baden-Württemberg e. V.**
Paulinenstraße 47
70178 Stuttgart
Telefon: 018 05/50 59 99
(0,14 €/min, Mobilfunkpreis
maximal 0,42 €/min)
Telefax: 07 11/66 91-50
www.verbraucherzentrale-bawue.de

Verbraucherzentrale Bayern e. V.
Mozartstraße 9
80336 München
Telefon: 089/5 39 87-0
Telefax: 089/53 75 53
www.verbraucherzentrale-bayern.de

Verbraucherzentrale Berlin e. V.
Hardenbergplatz 2
10623 Berlin
Telefon: 030/2 14 85-0
Telefax: 030/2 11 72 01
www.verbraucherzentrale-berlin.de

Verbraucherzentrale Brandenburg e. V.
Templiner Straße 21
14473 Potsdam
Telefon: 03 31/2 98 71-0
Telefax: 03 31/2 98 71-77
www.vzb.de

**Verbraucherzentrale des
Landes Bremen e. V.**
Altenweg 4
28195 Bremen
Telefon: 04 21/1 60 77-7
Telefax: 04 21/1 60 77-80
www.vz-hb.de

Verbraucherzentrale Hamburg e. V.
Kirchenallee 22
20099 Hamburg
Telefon: 040/2 48 32-0
Telefax: 040/2 48 32-290
www.vzhh.de

Verbraucherzentrale Hessen e. V.
Große Friedberger Straße 13–17
60313 Frankfurt/Main
Telefon: 069/97 20 10-0
Telefax: 069/97 20 10-50
www.verbraucher.de

**Verbraucherzentrale Mecklenburg-
Vorpommern e. V.**
Strandstraße 98
18055 Rostock
Telefon: 03 81/2 08 70 50
Telefax: 03 81/2 08 70 30
www.nvzmv.de

Verbraucherzentrale Niedersachsen e. V.
Herrenstraße 14
30159 Hannover
Telefon: 05 11/9 11 96-0
Telefax: 05 11/9 11 96-10
www.vzniedersachsen.de

**Verbraucherzentrale
Nordrhein-Westfalen e. V.**
Mintropstraße 27
40215 Düsseldorf
Telefon: 02 11/38 09-0
Telefax: 02 11/38 09-172
www.vz-nrw.de

**Verbraucherzentrale
Rheinland-Pfalz e. V.**
Seppel-Glückert-Passage 10
55116 Mainz
Telefon: 0 61 31/28 48-0
Telefax: 0 61 31/28 48-66
www.vz-rlp.de

Verbraucherzentrale Saarland e. V.
Trierer Straße 22
66111 Saarbrücken
Telefon: 06 81/5 88 09-0
Telefax: 06 81/5 88 09-22
www.vz-saar.de

Verbraucherzentrale Sachsen e. V.
Katharinenstr. 17
04109 Leipzig
Telefon: 03 41/69 62 90
Telefax: 03 41/6 89 28 26
www.vzs.de

Verbraucherzentrale Sachsen-Anhalt e. V.
Steinbockgasse 1
06108 Halle
Telefon: 03 45/2 98 03-29
Telefax: 03 45/2 98 03-26
www.vzsa.de

**Verbraucherzentrale
Schleswig-Holstein e. V.**
Andreas-Gayk-Straße 15
24103 Kiel
Telefon: 04 31/5 90 99-0
Telefax: 04 31/5 90 99-77
www.verbraucherzentrale-sh.de

Verbraucherzentrale Thüringen e. V.
Eugen-Richter-Straße 45
99085 Erfurt
Telefon: 03 61/5 55 14-0
Telefax: 03 61/5 55 14-40
www.vzth.de

Weitere Adressen

Stiftung Warentest
Postfach 30 41 41
10724 Berlin
Telefon: 030/26 31-0
Telefax: 030/26 31 27 27
www.test.de

Stichwortverzeichnis

Impressum

Herausgeber

Verbraucherzentrale Nordrhein-Westfalen e. V.
Mintropstraße 27, 40215 Düsseldorf
Telefon: 02 11/38 09-555
Fax: 02 11/38 09-235
publikationen@vz-nrw.de
www.vz-nrw.de

Mitherausgeber

Verbraucherzentrale Bundesverband e. V.
Verbraucherzentrale Hamburg e. V.
(Adressen ⇢ Seite 241/242)

Text	Dr. troph. Gisela Krause-Fabricius
Koordination	Frank Wolsiffer
Lektorat	Dr. Mechthilde Vahsen
Kritische Durchsicht	Angela Clausen
Layout und Produktion	Uwe Otte, www.LNT-design.de
Titelfoto	plainpicture/Westend61
Bildnachweis	fotolia S. 2, 3, 4, 6, 12, 78, 80, 82, 186, 195, 215
	istockphoto S. 5, 6, 7, 24, 74, 128,
Illustrationen	Horst Lünser, Berlin (S. 141, 147, 180)
Korrektorat	Hartmut Schönfuß, Berlin
Druck	Stürtz GmbH, Würzburg
	Gedruckt auf 100% Recyclingpapier

Redaktionsschluss: Mai 2014